あんしん健康ナビ

皮ふと健康おトク情報

皮膚科専門医
花川博義 著

1万年堂出版

お肌のトラブルで「悩んでいる人」も「悩みたくない人」も。知っているだけでトクする情報と、今すぐ実践できる対策をナビゲート

花川　博義

真生会富山病院　皮膚科医長

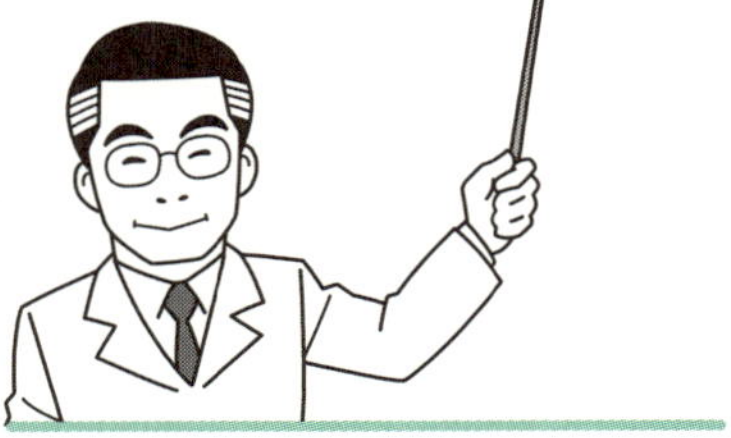

体でいちばん重い臓器は？

脳？　肝臓《かんぞう》？　違《ちが》います。答えは皮膚《ひふ》です。脳や肝臓《かんぞう》は一・三〜一・四キログラムですが、皮膚《ひふ》は四キロ、皮下組織《ひかそしき》を含《ふく》むと九キロの重量があります。全ての臓器を覆《おお》い包《つつ》む皮膚《ひふ》は、面積、重量ともに、「人体最大の臓器」なのです。

皮膚《ひふ》の病気は全身に大きな影響《えいきょう》を与《あた》えます。また、皮膚《ひふ》はビジュアル面でも重要で

す。「あの人カッコいい」「ステキな人」と思った時、何を見ているでしょうか。「肝《かん》臓《ぞう》がカワイイ」「心臓がりりしい」のではなく、皮膚《ひふ》を見ています。スタイルがよく、キレイな顔だちでも、お肌《はだ》がガサガサでは魅力《みりょく》は二割引きです。お肌《はだ》の健康が心と体に与《あた》える影響《えいきょう》は、決して少なくありません。

本書では、お肌《はだ》のトラブルで「悩《なや》んでいる人」だけでなく、「悩《なや》みたくない人」にも読んでいただける内容を心掛《こころが》けました。

1部は、お肌《はだ》の健康の豆知識を集めました。皮膚科医《ひふかい》になって驚《おどろ》いたことは、知っているだけで防げる皮膚病《ひふびょう》の多いことです。知っていたら得をする。知らなければ損をする。そんな間違《まちが》った常識、新常識を書きました。

「こんなことで皮膚科《ひふか》にかかる人がいるんだ」と、驚《おどろ》き。「おっと危ない。やばいことをやっていた」と、冷《ひ》や汗《あせ》。

「こんな時は皮膚科《ひふか》に行けばいいんだ」と、感心。皮膚病《ひふびょう》の予防や対策になればと思います。

2部のテーマはアンチエイジングです。

アンチエイジングという用語は、最近よく使われるようになりました。エイジングは「老化」「加齢《かれい》」という意味であり、アンチエイジングは「抗老化《こうろうか》」「抗加齢《こうかれい》」と訳されます。

医学の目的は、病気を治すことだけではありません。若々しく、長生きすることを目的とした「アンチエイジング医学」が近年注目されるようになりました。

「若く見られたい」は、万人の願いですが、見た目の若さは何によって決まるのでしょうか。ズバリ、皮膚《ひふ》（髪《かみ》の毛《け》を含《ふく》む）です。

「人間は必ず老いる」は事実ですが、「年の割りに若く見える人がいる」のも事実です。実年齢《じつねんれい》を若くすることは戸籍上《こせきじょう》、不可能です。しかし、肌年齢《はだねんれい》を若くすることは医学上、可能です。

不老長寿《ふろうちょうじゅ》の秘訣《ひけつ》？　そんな垂涎《すいぜん》の情報を集めました。

この本は、私の二十数年の試行錯誤《しこうさくご》から生まれました。必ずしも、最新医学に基づいていないかもしれません。お叱《しか》りを頂けたら幸いです。

あんしん健康ナビ

皮ふと健康

おトク情報

もくじ

1部 皮ふと健康 おトク情報

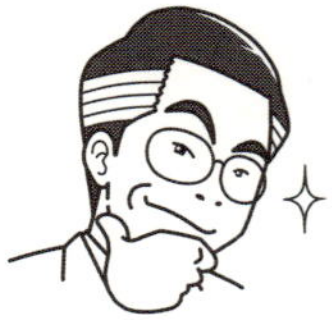

【手・足・指】

2部 アンチエイジングのためのスキンケア

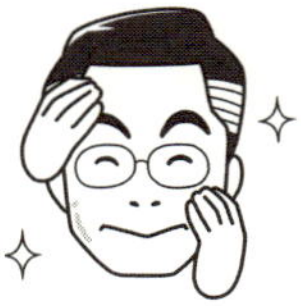

1部

皮ふと健康　おトク情報

頭のてっぺんから足の先まで、お肌のトラブルはさまざま。
正しいと思っている日頃のスキンケアも、
案外間違いがあるものです。
そんな誤解と知ってトクする情報を
一挙にお届けします。

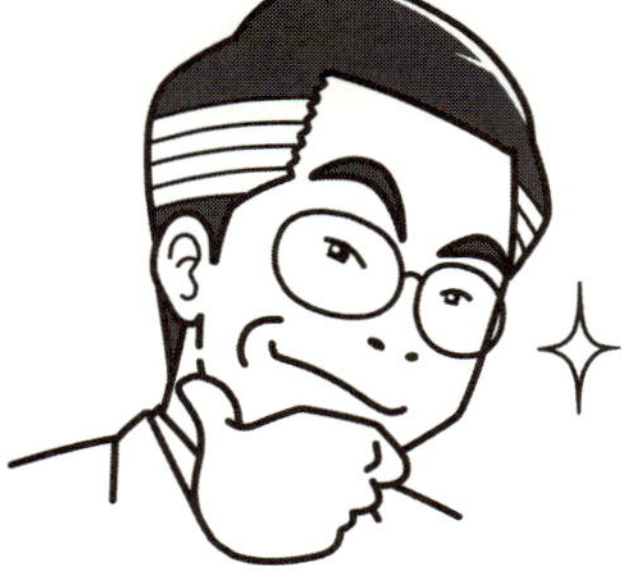

手・足・指

1 健康サンダルは〝不健康サンダル〟

「このツボ刺激《しげき》がたまらない」

「健康サンダルというネーミングからしても、健康にいいに違《ちが》いない」

そう信じて疑われない健康サンダル。しかし、このサンダルが原因と思われる足のトラブルで、病院を受診《じゅしん》する人が少なくありません。

サンダルのいぼいぼ刺激《しげき》によって、足の裏の皮が分厚くなります。かかとが分厚く硬《かた》くなって、冬になるとヒビが入って、鏡餅《かがみもち》のようになる人もいます。ぱっくり切れて痛みを伴《ともな》ってきます。

足の皮を食べている生物がいるのを知っていますか？　そう、水虫（医学病名＝足《あし》白癬《はくせん》）です。足の皮が分厚くなると、水虫のエサが増えてしまいます。いぼいぼのツボ刺激《しげき》による健康の是非《ぜひ》は分かりませんが、健康サンダルは、足に関しては不健康のようですね。

② ほくろとがんの見分け方

「足の裏のほくろは、がんになる」「ほくろをいじっていると、がんになる」こんな話を聞いたことはありませんか。

ほくろのようながんで有名なのは悪性黒色腫《あくせいこくしょくしゅ》（メラノーマ）です。メラノーマの病名を日本に知らしめたのは、知る人ぞ知る、漫画《まんが》『巨人《きょじん》の星《ほし》』。主人公、星飛雄馬《ほしひゅうま》の恋人《こいびと》がほくろをいじっていてメラノーマになったと描《えが》かれています。

ほくろをいじるとがんになるのか。実験した人がいないので何ともいえませんが、医学では「ほくろはいつまでたってもほくろ」「がんは最初からがん」というのが定説です。子ネコは大人になってもネコです。生まれたてのトラは、ネコのように見えても最初からトラなのです。「ほくろががんになった」という話がありますが、小さいがんが、ほくろに見えたのです。ほくろなのか、がんなのか、気をつけるポイントが三つあります。

ポイント

①大きさ六ミリ以上
②非対称（形がいびつ）
③足の裏にある

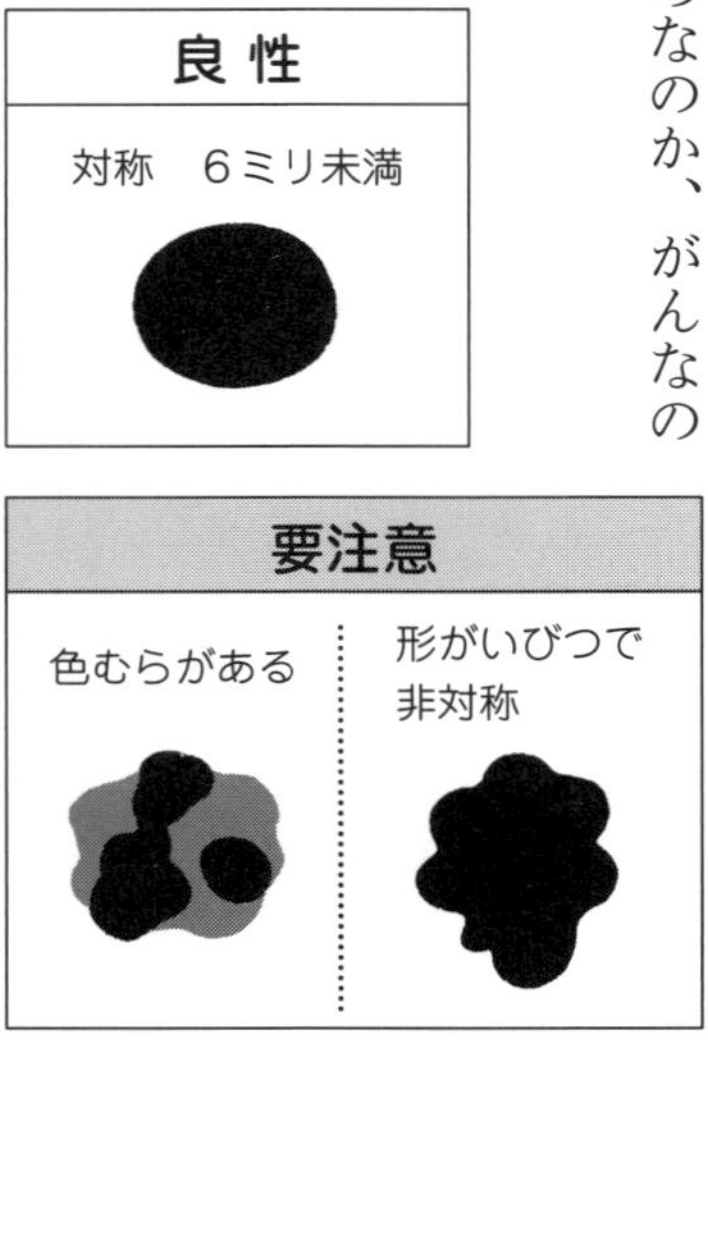

まず、大事なのは大きさです。現在のところ、六ミリ未満のメラノーマは見つかっていません。六ミリ以上の物は要注意です。

丸や楕円形《だえんけい》の物は良性です。がんは無秩序《むちつじょ》に広がっていきますから、形や色が対称《たいしょう》でなくなります。形がいびつであったり、色むらがある物は要注意です。

メラノーマの四割近くは足の裏にできます。本来、足の裏はメラニン色素がなくほくろができない場所です。そこに「ほくろ」ができるのは、普通《ふつう》ではありません。

テレビでいわゆる「ほくろのがん」特集が放送されると、「これはメラノーマではないでしょうか」と来られる患者《かんじゃ》さんが増えます。多くは取《と》り越《こ》し苦労《ぐろう》ですが、中には本物の場合があります。怪《あや》しいほくろを見つけたら、受診《じゅしん》をお勧《すす》めします。

3 親指の爪の正しい切り方

「足の爪《つめ》が食《く》い込《こ》んで痛い」と受診《じゅしん》される方があります。その原因の多くは、爪《つめ》の切り方の間違《まちが》い、深爪《ふかづめ》によります。

爪《つめ》が伸《の》びると、先は指から浮《う》いて白く見えます。その白い所を一ミリ残して切るのが原則です。「爪《つめ》の角」の切り方がポイントです。爪《つめ》の角を深く切《き》り込《こ》むと、爪《つめ》が皮膚《ひふ》に食《く》い込《こ》み、痛くなってきます。痛いのでさらに爪《つめ》の角を切《き》り込《こ》みます。すると、もっと痛くなってくるという悪循環《あくじゅんかん》が止まりません。

この病態を陥入爪《かんにゅうそう》といい、痛い指をかばって歩くために反対のひざが痛くなったり、腰痛《ようつう》になったりします。十人に一人は手術が必要となります。陥入爪《かんにゅうそう》のほとんどが足の親指です。

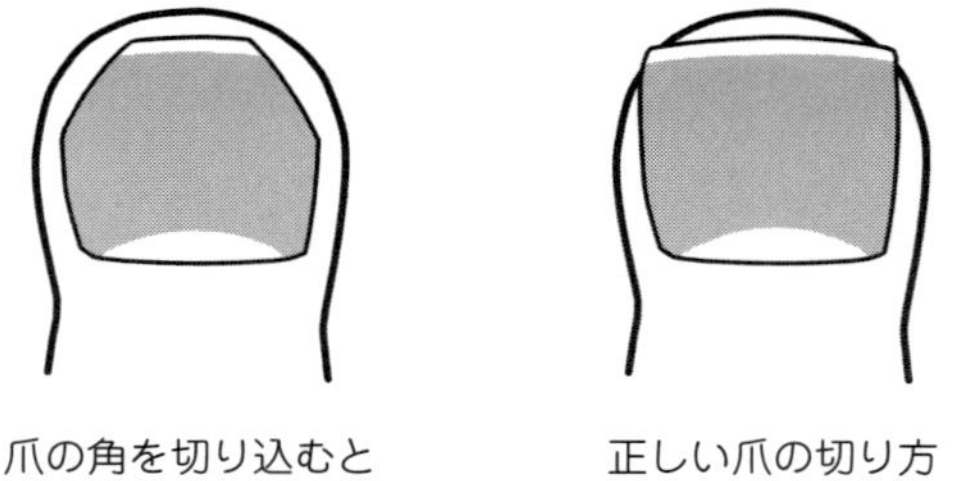

正しい爪の切り方

爪の角を切り込むと
食い込んで痛くなる

ポイント 爪を切る時は、「角は切り込まない」を心掛けましょう

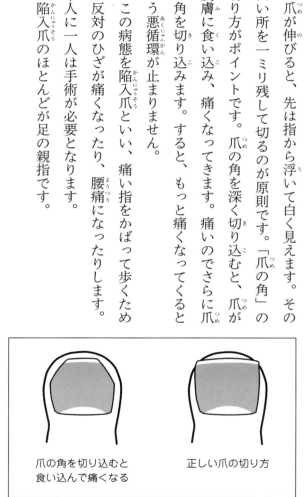

④五本指ソックス、五つの得

最近にわかに流行しだした五本指の靴下《くつした》。私も愛用しています。「ああ、足の指は五本あったんだな。おまえたち、何十年も前から、そこにいたんだよな」と足の指一本一本がいとおしく、抱《だ》きしめたくなりました。

足は健康と密接に関係しています。足の指をグー、パーする運動の健康効果は以前より報告されていますが、いかんせん、三日坊主《みっかぼうず》で長続きしません。どんな健康法も、長続きさせるためには日常生活に組み込《くこ》む必要があります。靴下《くつした》を五本指に替《か》えるだけで、健康が手に入ります。

五本指の靴下《くつした》には、次の五つの効用が考えられます。

①水虫の予防……水虫とは足に生えるカビですが、足の指の間はジメジメしており、カビの絶好の繁殖場《はんしょくば》です。五本の指がばらけることで風通しがよくなり、水虫予防

に効果があります。

②冷え性対策……足の指の動きがよくなるため、血行がよくなります。「冷え性がてきめんに治りました」という声も聞かれます。

③認知症予防……手の十本の指は、それぞれ別の脳細胞《のうさいぼう》の指令により動いており、よく使う指を動かす脳細胞《のうさいぼう》は著《いちじる》しく発達しています。生まれつき手の不自由な人で、足の指で文字《もじ》を書いたり、花を活《い》けたりできる人があります。訓練次第で、足の指も相当器用に動かせるはずです。五本指の靴下《くつした》で、足の指が解放されると、知らず知らずのうちに指を使うようになります。足の指を動かせば、新たな脳細胞《のうさいぼう》が活性化されます。ピアニストは認知症《にんちしょう》になりにくい、といわれることから、認知症予防《にんちしょうよぼう》に指を使う遊びが取り入れられています。足指の訓練も、一つの脳トレではないでしょうか。

④外反母趾の予防……外反母趾《がいはんぼし》は、足の親指が内側に変形して歩きにくくなる病気ですが、原因の一つは足底の筋肉の衰《おとろ》えです。足の指の力強い動きにより、足の裏の

筋肉が鍛《きた》えられ、外反母趾《がいはんぼし》の予防が期待できます。

⑤寝たきり予防……「つまずいた　ふと見た床《ゆか》に段差なし」（作・岩崎総恵）の川柳《せんりゅう》は笑って済ませられますが、寝《ね》たきりの原因の四分の一が、転倒《てんとう》による骨折です。お年寄りは、爪先《つまさき》を上げる筋肉が弱っているため、じゅうたんや畳《たたみ》のへりでつまずいてしまうのです。五本の指で、しっかりと大地をつかめば、転倒予防《てんとうよぼう》、寝《ね》たきり予防になります。

5 足のトラブルを避けるための靴選び

「タコ」「ウオノメ」「巻《ま》き爪《づめ》」「外反母趾《がいはんぼし》」「扁平足《へんぺいそく》」。これらの足のトラブルには、靴《くつ》が大きく関係しています。足は「体の土台」であるとともに「健康の土台」でもあるのです。では、足のトラブルを避《さ》けるためには、どうすればいいのでしょうか。

♣靴を買う時は、必ず試し履きを

靴《くつ》のサイズにはタテとヨコがあります。「タテ」とは靴《くつ》の長さのことで、二三・五とか二五・〇と表示され、一般《いっぱん》に靴《くつ》のサイズといわれています。「ヨコ」とは足の甲《こう》の周囲の長さのことで、E、EE、EEEと表示されています。

このサイズには統一基準がなく、二五・〇の靴《くつ》といってもメーカーによって若干《じゃっかん》異なります。靴《くつ》を選ぶ時は、これらの表示は目安にはなりますが、実際に履《は》いてみることが不可欠です。

♣ジャストフィットは横にきつい靴

「足が痛いので幅広《はばひろ》の靴《くつ》にしています」という人がいますが、「きつい靴《くつ》は足に悪い」は間違《まちが》った常識です。幅《はば》が広い靴《くつ》は「外反母趾《がいはんぼし》」「扁平足《へんぺいそく》」を誘発《ゆうはつ》します。

3E（EEE）、4E（EEEE）の靴《くつ》を見かけますが、日本人で「2E」以上の靴《くつ》が合う人は二、三割といわれています。大多数は「E」以下がジャストフィットなのですが、そんな細幅《ほそはば》の靴《くつ》はあまり売っていないのが現状です。タテにきついのはだめですが、ヨコにきつい「窮靴《きゅうくつ》」がよいのです。目指せ「足細美人」！

♣自分に合った爪先タイプを選ぶ

足指の形には三とおりあります。

A．親指がいちばん長く、第二指、第三指とだんだん短くなっていくタイプ

B．第二指がいちばん長いタイプ

C．親指と第二指が同じ長さのタイプ

足のカーブに合った靴《くつ》が適していますので、爪先《つまさき》のとがった靴《くつ》は、Bタイプ以外の足には不向きです。

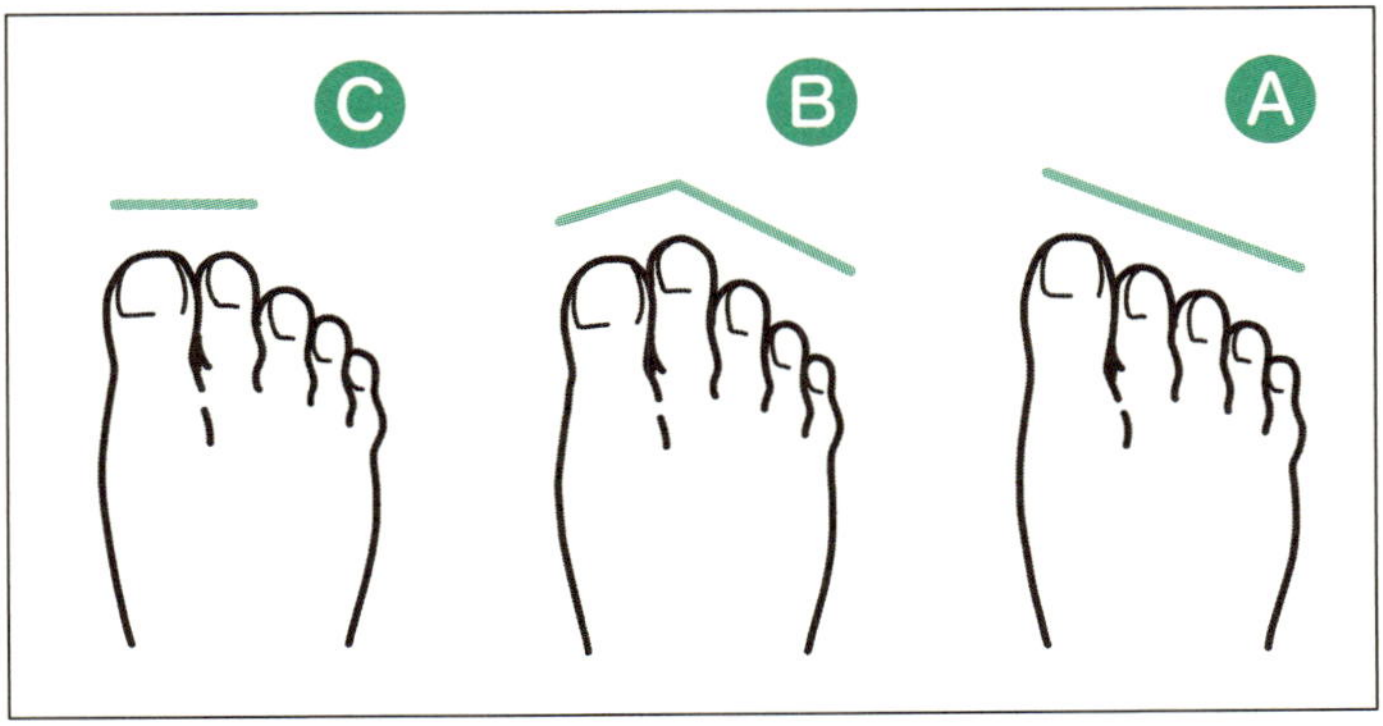

♣正しい試着のしかた

まず、靴《くつ》はかかとで合わせます。かかとをぴったりフィットさせ、爪先《つまさき》に一センチ余裕《よゆう》のある物を選びます。幅《はば》はEや2Eなどの細めの物から試着してみましょう。また、軟《やわ》らかい素材の靴《くつ》は足をしっかり支えることができないため、足が疲《つか》れます。少し硬《かた》めの靴《くつ》にしましょう。

試《ため》し履《ば》きは絶対に必要で、ただ履《は》くのでなく、店内をウロウロと歩いてみましょう。ちょっときついかながちょうどよく、履《は》いているうちに緩《ゆる》くなってきます。

子どもの靴《くつ》を選ぶときの注意点は、「どうせすぐ大きくなるから」と大きめの靴《くつ》を選ばないことです。大は小を兼《か》ねないのです。

♣ひも、マジックテープの靴の履き方

ひも付きやマジックテープの靴《くつ》は、足幅《あしはば》が調節できるのでオススメです。靴《くつ》を脱《ぬ》ぐたびに、ひもやマジックテープは外してください。

「かかとを潰《つぶ》して履《は》く」「ひもを緩《ゆる》めた状態で履《は》く」のはよくありません。履《は》く時は、「爪先《つまさき》をトントン」して履《は》くのではなく、「かかとをトントン」して、かかとを靴《くつ》にフィットさせます。それからひもやマジックテープで留めると、靴《くつ》がしっかり固定され、指先が靴《くつ》に当たらず、巻《ま》き爪《づめ》の予防になります。

♣脱げやすい靴は足に不健康

「履《は》きやすい靴《くつ》」イコール「脱《ぬ》げやすい靴《くつ》」です。子どもの頃《ころ》、「明日《あした》天気になーれ」と靴《くつ》を飛ばしたことがあると思いますが、脱《ぬ》げやすい靴《くつ》は、足には不健康です。靴《くつ》を履《は》く時にかける数分は、決して無駄《むだ》ではありません。脱《ぬ》げにくい靴《くつ》で、明日《あした》「元気」になーれ！

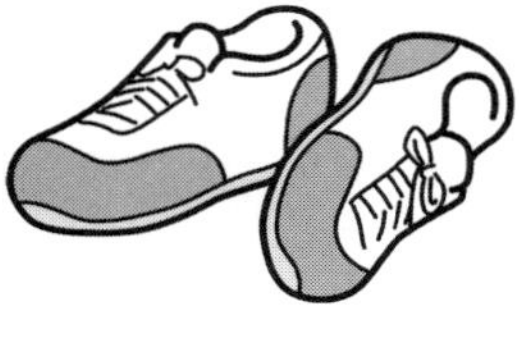

⑥ タコ、ウオノメは足が壊れる危険信号

生後七カ月めの人生初のつかまり立ち。それ以来ウン十年間、体重を支えてくれたのが足。なんと常時二足歩行するのは人間だけです。足はまさに縁《えん》の下の力持ちなのです。その足が長年の負担により悲鳴を上げることがあります。足が変形して痛くなり、外反母趾《がいはんぼし》や内反小趾《ないはんしょうし》になることもまれではありません。

足をかばって歩くため、ひざや腰《こし》が痛くなり、転倒《てんとう》して骨折するなど、恐《おそ》ろしいことが引き起こります。足が壊《こわ》れる前兆が、足の裏にできるタコとウオノメなのです。

足の破壊《はかい》は、足のアーチが潰《つぶ》れることから始まります。足には構造を支える三つのアーチがあります。

横アーチ、内側の縦アーチ、外側の縦アーチです。

この三つのアーチのおかげで、足はバネのような弾力《だんりょく》を持ち、衝撃《しょうげき》を和《やわ》らげているのです。不適切な靴《くつ》（かかとの高い靴《くつ》、爪先《つまさき》の細い靴《くつ》）、間違《まちが》った歩き方により、ア

ーチが崩《くず》れていきます。

最も壊《こわ》れやすいのが横アーチです。

横アーチがなくなると開帳足《かいちょうそく》になります。

開帳足《かいちょうそく》とは、足の指を引き寄せている筋肉や、靭帯《じんたい》が緩《ゆる》んでしまった状態をいいます。

♣足崩壊の危険チェック

足の指をジャンケンでグーをするように内側に曲げてみてください。足の甲《こう》に骨の出っ張りが五つしっかりできれば合格です。グーできればグーッ（good）です。

骨の出っ張りがハッキリしない場合、開帳《かいちょう》足《そく》になっている可能性があります。

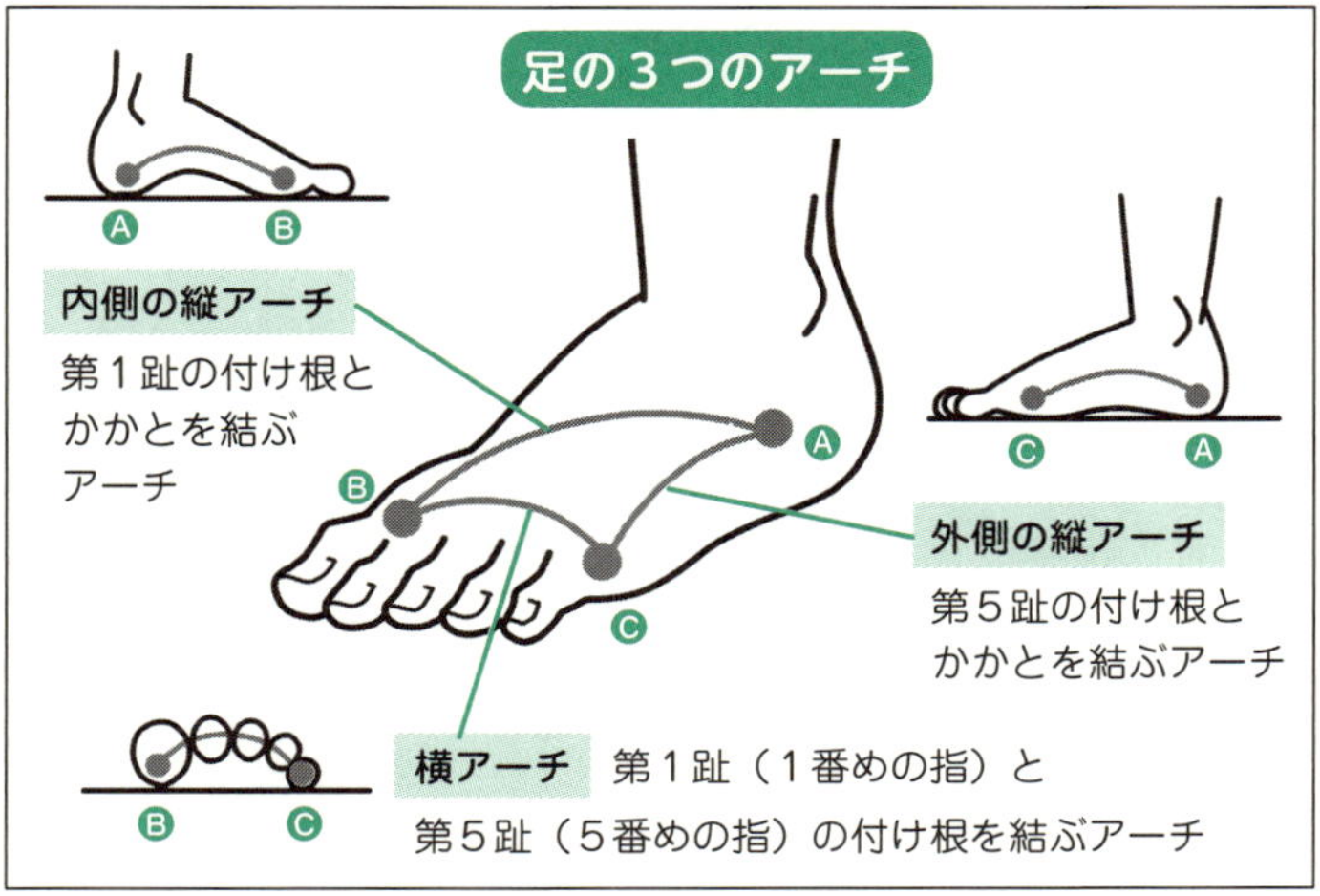

開帳足《かいちょうそく》になると足の裏の、特に第二趾《し》の付け根にタコやウオノメができます。アーチが潰《つぶ》れたため、第二趾《し》の付け根の骨と地面が圧迫《あっぱく》されて、皮膚《ふ》が分厚くなってくるのです。

♣タコとウオノメの違いは？

硬《かた》いだけで痛くないのがタコ。硬《かた》くて痛いのがウオノメです。タコも放っているとウオノメになるので要注意です。

開帳足《かいちょうそく》を放置していると、外反母趾《がいはんぼし》や内反小趾《ないはんしょうし》へと進展し、歩くのもままならない深刻な状況《じょうきょう》に陥《おちい》ります。

まとめると、不適切な靴《くつ》などによりアーチが潰《つぶ》

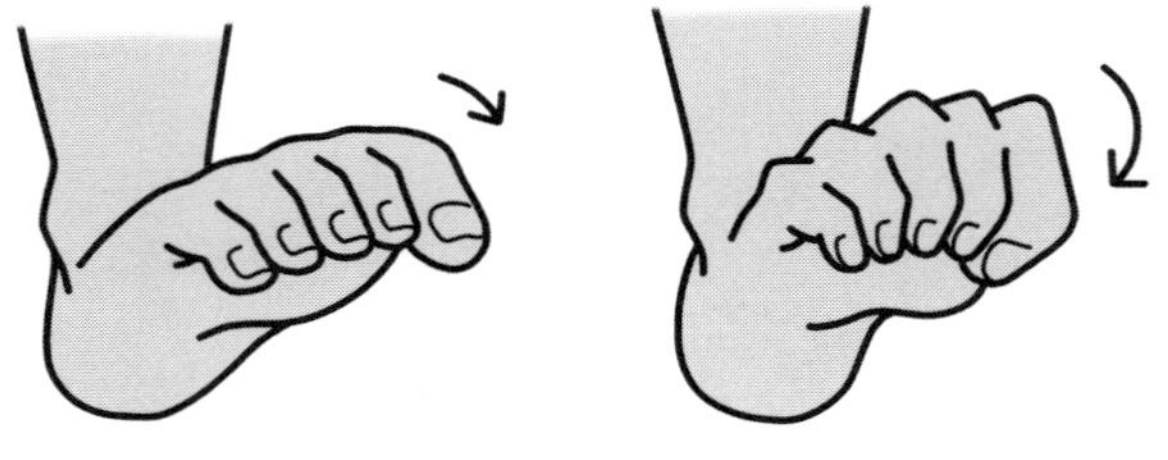

開帳足
グーができない。
甲に骨の出っ張りがハッキリしない

正常な足
しっかりグーができる。
甲に骨の出っ張りが５つ出る

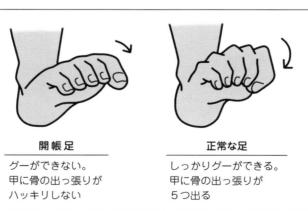

れ（開帳足《かいちょうそく》）、タコ、ウオノメができ、外反母趾《がいはんぼし》、内反小趾《ないはんしょうし》に至るのです。タコ、ウオノメは、足崩壊《ほうかい》を示すシグナルなのです。

♣治療と予防の方法

できてしまったタコ、ウオノメは、はさみで器用に切るか、市販《しはん》の貼《は》り薬《ぐすり》を使うか、病院で治療《ちりょう》しましょう。

それにプラスして、壊《こわ》れかかった足を守らなければなりません。かかとの高い靴《くつ》、つま先の細い靴《くつ》は足のアーチを壊《こわ》す最たる要因です。これらのおし

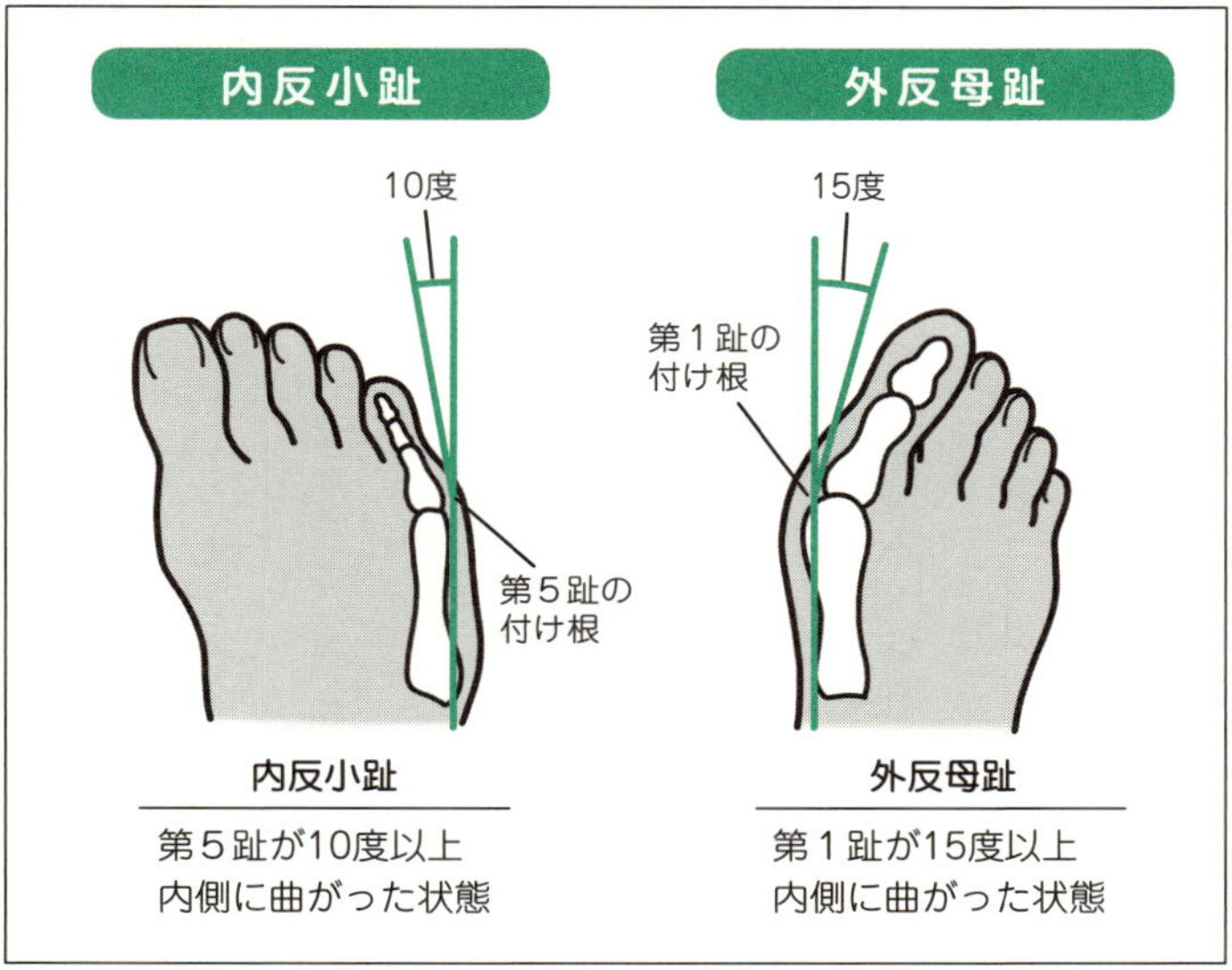

ゃれ靴《ぐつ》、勝負靴《しょうぶぐつ》の着用は最小限にとどめましょう。

アーチを守る最大の武器はインソールです。インソールとは靴《くつ》の中に入れる中敷《なかじ》きのことです。各種ありますが、足の三つのアーチを支えてくれる構造の物でなくては意味がありません。「三つのアーチ」という文言が入っている製品がよいと思います。最近、ドラッグストアでも見かけるようになりましたし、ネットでも入手できます。

私もインソールを入れてから、足の疲《つか》れを感じなくなりました。これはいいと思い、自宅でのスリッパにインソールを貼《は》りつけてみましたが、いい感じです。

オーダーメードの中敷《なかじ》きを作ってくれる靴屋《くつや》さんもあります。足の変形や痛みが強い場合は、オーダーメードが安心です。中敷《なかじ》きだけで一万円以上するのが普通《ふつう》ですが、長年体を支えてくれた足です。感謝と今後の期待を込《こ》めて、財布の紐《ひも》を緩《ゆる》めてはいかがでしょうか。

ポイント
- **足は健康の土台。靴は正しく選びましょう**
- **足のトラブル予防にはインソールを**

7 ハンドクリームは質か量か？

「主婦の宿命」とまでいわれている手荒《てあ》れ。指はカサカサ、気づけば指紋《しもん》はなくなりかけ、ハンドクリームを塗《ぬ》ってもよくならない……。

いちばんの手荒《てあ》れ対策は、ゴム手袋《てぶくろ》とハンドクリームです。

皮膚《ひふ》の表面は、皮脂膜《ひしまく》という天然のワックスで覆《おお》われています。食器の油汚《あぶらよご》れを落とす洗剤《せんざい》は、皮膚《ひふ》の脂《あぶら》も落としてしまいます。ゴム手袋《てぶくろ》をして手をガードしましょう。そしてこまめにハンドクリームを塗《ぬ》ってください。

ハンドクリームは「質より量（回数）」です。「○○成分配合」という高価な物を一回塗《ぬ》るより、安い物を数回塗《ぬ》ったほうが、保湿効果《ほしつこうか》があります。

べたつく製品は仕事中塗《ぬ》れないので、サラッとタイプを選ぶのもコツです。

自宅で塗《ぬ》るには、手のひらで押《お》して出す、ポンプ式の物が使いやすいでしょう。夜は少しベタベタに塗《ぬ》って、綿の手袋《てぶくろ》をして休むと、クリームの吸収が二倍になります。

8 ささくれは爪切りでチョキン

「指先がズッキンズッキン痛い」「指先が心臓のように鼓動《こどう》を打っている」など、指先の強い痛みを訴《うった》えて受診《じゅしん》する人の多くは「化膿性爪囲炎《かのうせいそういえん》」です。診《み》ると、爪《つめ》の横が赤くはれて、黄色い膿《うみ》が見える場合もあります。「爪《つめ》のささくれをむしりませんでしたか?」と尋《たず》ねると、八割くらいの方がうなずきます。

爪《つめ》の横が割れて、細いささくれのようになったことはありませんか? 引っかかるものですから、つい引っ張りたくなります。引っ張ってもなかなか取れず、無理して引《ひ》き抜《ぬ》くとそこからばい菌《きん》が入って、はれてくるのです。たかがささくれで病院行きとは、高い代償《だいしょう》です。

ポイント ささくれは引っ張らずに、爪切りで根元から切るようにしましょう

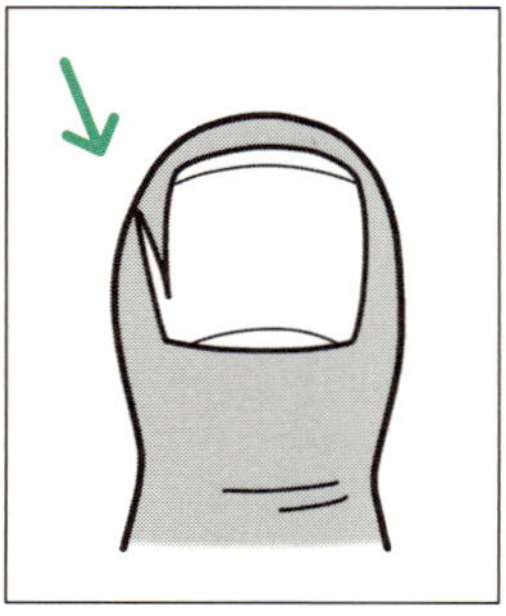

⑨大人の「しもやけ」は要注意

子ども時代、冬に手足の指が赤くはれて、痛がゆくなったことはありませんか？それが「しもやけ」です。寒さによる血行不良が原因で、主に手足の指、場合によっては耳にもできます。一センチくらいの赤い斑点《はんてん》のことが多いですが、手の指全体が赤くはれあがったり、水ぶくれができることもあります。

外出する時は手足や耳を防寒具に包み、寒さから守りましょう。

「しもやけ」は温度差が大きくてもできます。手を洗った後や、おふろ上がりに、水分をふき取らずに湿《しめ》った状態にしておくと、皮膚《ひふ》の温度が下がり「しもやけ」ができやすくなります。また、運動後の汗《あせ》ばんだ足をそのままにしておくのも同じことです。

手足がぬれたら乾《かわ》いたタオルでよくふく、靴下《くつした》が湿《しめ》ったら取《と》り替《か》えるなどの、きめ細かいスキンケアが大切です。

「しもやけ」の治療《ちりょう》は、血行を改善させることです。軽い「しもやけ」はマッサージや温浴が効果的です。ただし、ジクジクした「しもやけ」や、痛い「しもやけ」はマッサージはしないほうがよいでしょう。血行をよくして炎症《えんしょう》を抑《おさ》える軟膏《なんこう》や、ビタミンEのサプリメントが有効です。

「しもやけ」は子どもの病気であり、春には治ります。「大人になってしもやけができた」「春になっても治らない」などの場合、膠原病《こうげんびょう》など別の病気かもしれません。皮膚科《ひふか》でご相談ください。

ポイント

- しもやけ治療は血行をよくすること
- 大人のしもやけは別の病気の可能性も。皮膚科を受診しましょう

すね・ふくらはぎ

⑩ 冬のカサカサお肌の対策法

皮膚《ひふ》の病気には季節感があり、四季折々の風物詩があります。冬といえばカサカサ皮膚炎《ひふえん》。夏は六〇～七〇パーセントの湿度《しつど》が、冬には三〇～四〇パーセントに下がります。乾燥注意報《かんそうちゅういほう》が出されるのは冬です。空気が乾燥《かんそう》すると、お肌《はだ》も乾燥《かんそう》します。お肌《はだ》の表面は汗《あせ》と脂《あぶら》によって潤《うるお》っています。冬は汗《あせ》と脂《あぶら》の分泌《ぶんぴつ》が夏の半分になり、カサカサになります。暖房器具《だんぼうきぐ》で乾燥《かんそう》に拍車《はくしゃ》がかかります。

体のどこがいちばん乾燥《かんそう》するのか。元気なお子さんは、手袋《てぶくろ》をせず外で遊んでいますので、特に指や手の甲《こう》がカサカサになります。これがあかぎれです。予防は手袋《てぶくろ》をすることと、保湿《ほしつ》クリームを塗《ぬ》ることです。女性は顔がカサカサ、パリパリになります。化粧水《けしょうすい》、乳液、保湿《ほしつ》クリームをしっかり塗《ぬ》りましょう。

四十歳を過ぎると、特に男性は、顔が脂《あぶら》ぎってくる反面、すねや太ももが乾燥《かんそう》してきます。すねがカサカサしてかゆくなり、ぼりぼりかいていると粉をふいてくる。これが皮脂欠乏性皮膚炎《ひしけつぼうせいひふえん》です。

毎日入浴していると、皮膚《ひふ》の脂《あぶら》が取れすぎてしまいます。すねのせっけん使用は二日に一回くらいがいいでしょう。軽い場合は市販《しはん》の保湿《ほしつ》クリームで治りますが、ひどくなってブツブツが出てきた場合は、病院で専門の治療《ちりょう》を受けましょう。

ポイント

- ●手……手袋、保湿クリームを塗る
- ●顔……化粧水、乳液、保湿クリームを塗る
- ●すね…せっけんは二日に一回。ブツブツができたら病院へ

11 ふくらはぎのむくみ、静脈瘤の予防グッズ

心臓から送り出された血液は、重力の助けを借りて足に送られます。その後、重力に逆らって心臓に返ってくるのが一苦労です。ふくらはぎの筋肉を動かせば、そのポンプ作用で、血液は心臓に戻《もど》ってきますが、長時間の立ち仕事の場合は事情が異なります。血流が滞《とどこお》って、足やすねがむくんできたり、静脈《じょうみゃく》に負担がかかり、ふくらはぎの奥《おく》が痛くなってきたりします。

女性はその傾向《けいこう》が顕著《けんちょ》で、ひどい場合は、静脈瘤《じょうみゃくりゅう》といって、ふくらはぎの静脈《じょうみゃく》がミミズのようにはれ上がってくることがあります。それを予防するのが、弾力性《だんりょくせい》のあるストッキング（弾性《だんせい》ストッキング、着圧《ちゃくあつ》ストッキング）です。最近は広く普及《ふきゅう》して、ドラッグストアにも各種見かけるようになりました。医療現場《いりょうげんば》では、立ち仕事の看護師の必需品《ひつじゅひん》です。

立ち仕事でふくらはぎがむくんだり、重く感じたりする人は、一度お試しください。

毛髪・ひげ

12 薄毛（AGA）に効く、皮膚科学会お墨付きの薬

ＡＧＡ。何のことかご存じですか？　男性型脱毛症《だんせいがただつもうしょう》（androgenetic alopecia）の略で、年齢《ねんれい》とともに額の生《は》え際《ぎわ》が後退したり、頭のてっぺんが薄毛《うすげ》になることをいいます。「薄毛《うすげ》」「若ハゲ」はネーミングが悪いので、業界ではかっこよく、ＡＧＡ（エージーエー）と呼んでいます。

「久しぶり。あらー、薄《うす》くなったなぁ……」「そういうおまえこそ」

同窓会で男友達《おとこともだち》と出会って、目が行くのは頭ではないでしょうか。二十歳まではかきむしるように髪《かみ》を洗っていましたが、年齢《ねんれい》とともに、そっと、優《やさ》しく、気を遣《つか》うよ

うになります。育毛剤《いくもうざい》のテレビコマーシャルや新聞広告を見ると、購買意欲《こうばいいよく》をそそられますが、同じ投資をするなら、費用対効果のよい商品がいいですよね。

日本皮膚科学会《にほんひふかがっかい》お墨付《すみつ》きの品が二つあります。

薬局で求められる塗《ぬ》り薬《ぐすり》「ミノキシジル」（一般名《いっぱんめい》）と、皮膚科《ひふか》で処方してもらうのみ薬「フィナステリド」（一般名《いっぱんめい》）の二つです。価格は一カ月七千〜一万円です。ちょっと高いと思うかもしれませんが、半額になる裏ワザがあります。何のことはない、一日二回塗《ぬ》るところを一日一回にする。のみ薬は一日おきにのむのです。実際、そのように減量しても効果に大差はないようです。

「髪《かみ》は長い友達《ともだち》」といわれ、「髪《かみ》」の字は三本の毛に「長」い「友」と書きます。いついつまでも友達《ともだち》でいたいですね。

ポイント

ＡＧＡには塗り薬「ミノキシジル」と、のみ薬「フィナステリド」が効く

13 発毛効果は絶大。元手がタダの裏ワザ

髪《かみ》が大事なのは男性だけではありません。女性にとっても髪《かみ》は命です。女性は薄毛《うすげ》になる人が少なく、注目度は低いですが、当人は深刻です。

男性の薄毛《うすげ》が男性ホルモンの影響《えいきょう》を受けているのに対して、女性の薄毛《うすげ》は甲状腺《こうじょうせん》ホルモンが関係していることがあります。薄毛女性《うすげじょせい》の十人に一人は、甲状腺《こうじょうせん》ホルモンの分泌《ぶんぴつ》が低下しています。甲状腺《こうじょうせん》ホルモンの量が減ってくると、薄毛《うすげ》だけでなく、元気が出ない、体が冷えるなどの症状《しょうじょう》が出てきますので、要注意です。

また、膠原病《こうげんびょう》という病気が隠《かく》れていても、髪《かみ》の毛《け》が抜《ぬ》けることがあります。「年による抜《ぬ》け毛《げ》かな」と思ったら、一度ホルモン検査を受けることをお勧《すす》めします。

治療《ちりょう》は前述のミノキシジル女性用ですが、男女問わず、元手がタダの超《ちょう》裏ワザがあります。「指圧」「マッサージ」です。

指圧やマッサージにより頭の毛細血管の血流がよくなり、発毛が促進《そくしん》されます。洗《せん》

髪《ばつ》の時「押《お》す」「もむ」。ヒマな時に「押《お》す」「もむ」。注意点は強く押《お》しすぎないということです。ツボを刺激《しげき》するわけではないので強く押《お》す必要はありません。押《お》した時に血液は周りに逃《に》げ、指を離《はな》したあと血液がどっと流《なが》れ込《こ》むのです。

また、「もむ」のはよいですが「こする」のはNGです。こすると、か弱い毛髪《もうはつ》が切れてしまうからです。

ポイント

頭皮のマッサージは適度な強さで「押す」「もむ」が有効

14 円形脱毛症とストレス

「円形脱毛症《えんけいだつもうしょう》」という言葉は、今日《こんにち》、多くの人に知られるところとなっています。

昔は十円ハゲなどといわれ、いじめられっ子の頭に丸いハゲが描《えが》かれているマンガがありました。円形脱毛症《えんけいだつもうしょう》の原因の最たるものがストレスですが、いじめられっ子の受けるストレスを象徴《しょうちょう》しているのかもしれません。

ある日突然《とつぜん》、理髪店《りはつてん》でハゲを指摘《してき》されます。多くの場合一つで、三カ月ほどしたら細い毛が生えてきて、しっかりとした毛に戻《もど》ります。

皮膚科《ひふか》では、塗《ぬ》り薬《ぐすり》、のみ薬、注射、点滴《てんてき》などで治療《ちりょう》します。

もし、円形脱毛《えんけいだつもう》がたくさんできたり、治らなかったりする場合は、膠原病《こうげんびょう》や甲状腺《こうじょうせん》の病気が隠《かく》れているかもしれませんので注意が必要です。

15 白髪の特効薬はある？　ない？

緑《みどり》の黒髪《くろかみ》（つやのある美しい黒髪《くろかみ》のこと）は若さの象徴《しょうちょう》ですが、加齢《かれい》とともに一本また一本と白い物が混じってきます。

「見て見て～、白髪《しらが》がある」「抜《ぬ》いても痛くない」と珍《めずら》しがっているのは十本まで。

白髪《はくはつ》が多いと七歳老《ふ》けて見えるといわれますが、人によっては七歳どころではありません。久しぶりに会った旧友が白髪《はくはつ》の老人に、という経験はありませんか。

白髪《しらが》は毛根の細胞《さいぼう》がメラニン色素を作らなくなるのが原因で、主に老化によります。薄毛《うすげ》と並んで多くの人の抱《かか》える悩《なや》みですが、ズバリ、特効薬はありません。白髪《はくはつ》を黒くするのは、浦島太郎《うらしまたろう》の時を戻《もど》すのと同じくらい難しいです。

「黒髪《くろかみ》になるサプリメント」なる物があれば、まゆつばものと思っていいです。黒髪《くろかみ》にする薬を探すより、よい毛染めを探したほうが早いでしょう。

16 ひげそり論争　電気かT字か

成人男性のあごのブツブツといえば「ひげそり負け」です。多くが「T字ひげそり」愛好家です。ひげの濃《こ》い人は、そり残しのザラザラ感が嫌《いや》で、つるつるになるまで深ぞりをしがちです。深ぞりは、ひげだけでなく、皮膚《ひふ》の表面も削《けず》るので、お肌《はだ》にはよくありません。その点、電気ひげそりは皮膚《ひふ》へのダメージが少ないためオススメです。ひげそり後に保湿《ほしつ》クリームを塗《ぬ》れば、よりお肌《はだ》は喜びます。

電気ひげそりだと、すぐにザラザラになってしまう、という方。ひげは午前中に伸《の》びます。朝そって、昼休みにも再びそってはいかがでしょうか。夕方までもちます。

電気ひげそりなのに、あごにブツブツができるという方は、お菓子《かし》やケーキ、ジュースなど糖分を取りすぎていませんか。ケーキをがっつり食べると、お肌《はだ》は正直で、翌日にはフキデモノができています。

「いや、私は甘《あま》い物は食べない」という方は、寝不足《ねぶそく》や疲《つか》れが原因でしょう。社会で闘《たたか》う男性の皆《みな》さん、お仕事ご苦労さまです。

ポイント

- **T字派は深ぞりに注意**
- **すぐに伸びてくる、という人は、朝昼二回ぞりがお勧め**

17 ポニーテールは「ゆるフワ」で

「頭にブツブツができて痛い」と来院した小学生の女の子。見ると髪《かみ》の毛《け》の根元が赤くなり、膿《うみ》を持ったブツブツがいくつもあります。ひょっとして、と思い、いつものように髪《かみ》を結ってもらったところ、頭のてっぺんや、後ろ頭の髪《かみ》が引っ張られる所と赤いブツブツが一致《いっち》しました。

「ポニーテールが原因です」と言うと、母娘ともに、あっけにとられていました。

髪《かみ》の毛《け》は皮膚《ひふ》に斜《なな》めに生えています。前髪《まえがみ》は前に向かって、後《うし》ろ髪《がみ》は後ろに向かって流れて

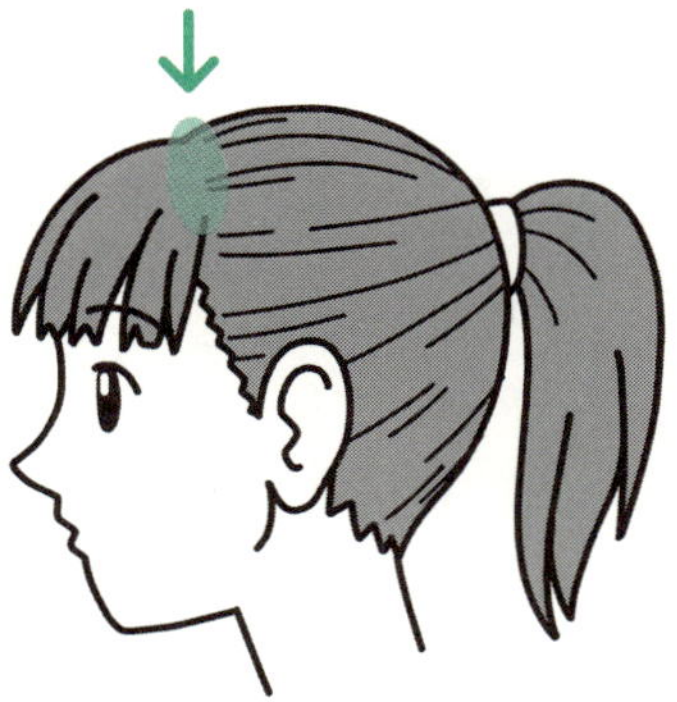

引っ張られた髪の根元にブツブツができる

います。ポニーテールをきっちり結ぶと、髪《かみ》の毛《け》の流れと逆の方向に引っ張られます。それにより毛の根元が悲鳴を上げ、炎症《えんしょう》を起こすのです。

予防法は、ポニーテールはゆるく、ふわっと仕上げる「ゆるフワ」をオススメします。しっぽの位置が高いと、後《うし》ろ髪《がみ》が引っ張られますので、低い位置にしっぽを持ってくるのもよろしいのではないでしょうか。

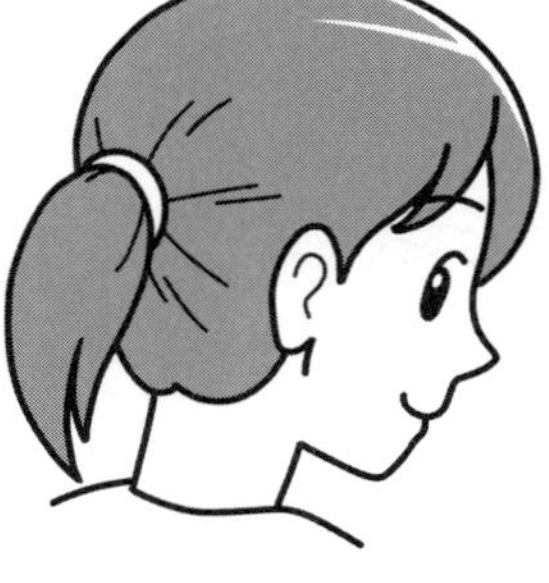

18 カサカサ唇をなめちゃダメ

唇《くちびる》がカサカサになったり、割れたりした経験はありませんか？　取れかかった皮をむくと、正常な皮までむけてしまい、収拾がつかなくなります。応急処置としてなめる人がいますが、いただけません。唾液《だえき》の働きで唇《くちびる》の皮膚《ひふ》が消化分解され、余計にカサカサになってしまいます。

原因の主たるものは、口呼吸ではないかと思います。口から空気が出入りすることにより、唇《くちびる》が乾燥《かんそう》してカサカサになるのです。

動物は鼻で呼吸をする生き物であり、口で呼吸をするのは人間だけといわれています。全力疾走《ぜんりょくしっそう》をした馬でさえ、口では呼吸をしません。人間も本来鼻呼吸なのですが、種々のことがきっかけで、口呼吸が習慣になってしまいます。よくしゃべる人がそれです。しゃべり途中《とちゅう》に鼻で息を吸うよりも、口で息を吸ったほうが楽なため、口呼吸になってしまいます。運動選手も、口で吸ったほうが、一度に多くの空気を取《と》り込《こ》めますから口呼吸になりやすいです。春先の鼻炎《びえん》で、鼻が詰《つ》まるのがきっかけのこともあります。

口呼吸は唇《くちびる》のカサカサ以外にも、さまざまな健康被害《けんこうひがい》が指摘《してき》されていますので、リップクリームを塗《ぬ》る前に、自分の呼吸をチェックしてみてください。

19 小学生に多い「舌なめずり皮膚炎」

「舌なめずり皮膚炎《ひふえん》」なんて、人をなめたような病名ですが、ウソのようでホントにある病気です。主に舌で唇《くちびる》をなめることによって、口の周りに皮膚炎《ひふえん》を生じます。

小学生に多い病気で、海賊《かいぞく》のヒゲのように口の周りが赤黒くなっている児童を見かけたことはありませんか？ 何かをきっかけになめ始めます。唾液《だえき》は消化液ですから皮膚《ひふ》を溶《と》かして炎症《えんしょう》を起こし、口の周りがむずむずとしてきます。それを紛《まぎ》らわすためにまたなめます。なめると一時、むずむず感は治まりますが、それはさらなる炎《えん》症《しょう》を誘発《ゆうはつ》します。

「なめる→むずむず→なめる→むずむず」の悪循環《あくじゅんかん》は止まらず、「海賊《かいぞく》黒ヒゲ」誕生となるのです。

この病気の根底には「親にかまってほしい」などの寂《さび》しい心が隠《かく》れていることがあります。「なめたらダメ」と叱《しか》るよりも、「何かあったのかな。一緒《いっしょ》に薬を塗《ぬ》って治そうね」という声かけと、心掛《こころが》けが大事だと考えています。

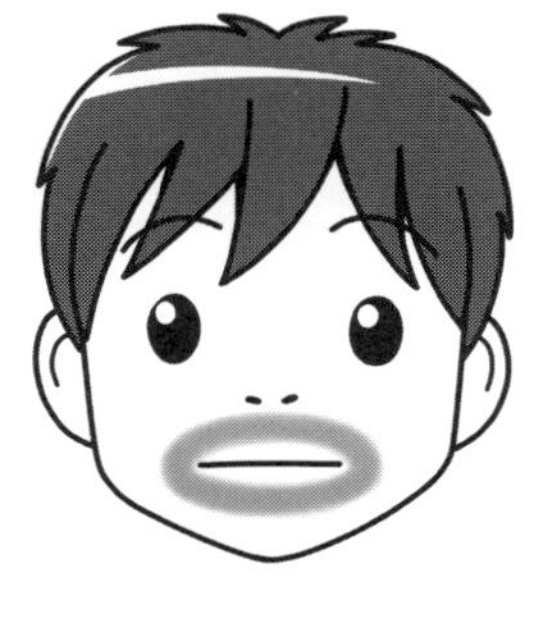

口の周りが赤黒くなる

⑳湯たんぽは、軟らかタイプがお勧め

医者になって驚《おどろ》いたことの一つが、湯たんぽによる足首の低温やけどの多いことです。熱湯が手にかかり、「あちち」となるのが通常のやけどです。熱さのあまり、瞬《しゅん》間的《かんてき》に手を引《ひ》っ込《こ》めますし、水で冷やしますから、被害《ひがい》は最小限で済みます。

それと比べて低温やけどは、熱いと感じない四五〜五〇度の物に長時間触《ふ》れることによって起きます。湯たんぽの熱は、じっくり一晩かけて皮膚《ひふ》の奥《おく》まで浸透《しんとう》するため、通常のやけどよりも被害《ひがい》が深くなるのです。

最近の湯たんぽはプラスチック製で、タオルですっぽり覆《おお》って使用するのですが、

低温やけどは後を絶ちません。

オススメなのが、電子レンジでチンして何度も使用できる製品です。広く使われている湯たんぽは硬《かた》いため、足首に点で接していますが、レンジでチンの製品は軟《やわ》らかく、面で接しますので低温やけどを起こしにくいのです。もちろん電気毛布でもいいです。

低温やけどは治りにくく、皮膚《ひふ》に深い穴が開《あ》いて手術をした人もあります。医療費《いりょうひ》はしめて二万円。高くついた湯たんぽですね。

21 おばあちゃん家《ち》のストーブに注意

冬、二、三歳の子どもが、やけどで手のひらを真《ま》っ赤《か》にして来院します。お母《かあ》さんに事情を尋《たず》ねると、たいていは、おばあちゃんの家に遊びに行った時のストーブによるやけどです。

昔、暖房器具《だんぼうきぐ》といえば石油ストーブであり、上にやかんや煮物《にもの》を置いて、グツグツしていました。最近は、エアコンや床暖房《ゆかだんぼう》が普及《ふきゅう》しました。石油ファンヒーターも、横から熱い風は出るものの、上は触《さわ》っても熱くありません。三歳の子どもにとっては、上の部分が熱い暖房器具《だんぼうきぐ》は、生まれてこのかた、見たことのない珍《めずら》しい物体です。

おばあちゃんも、お母さんも、まさかそんなこと、と思ったスキに、お子さんは熱せられたストーブの天板に手をベッタリ。手が引きつれるという後遺症《こういしょう》を残したお子さんもあります。

くれぐれも、冬、おばあちゃんの家（おじいちゃん、ごめんなさい）に遊びに行く時は、ストーブに注意してください。

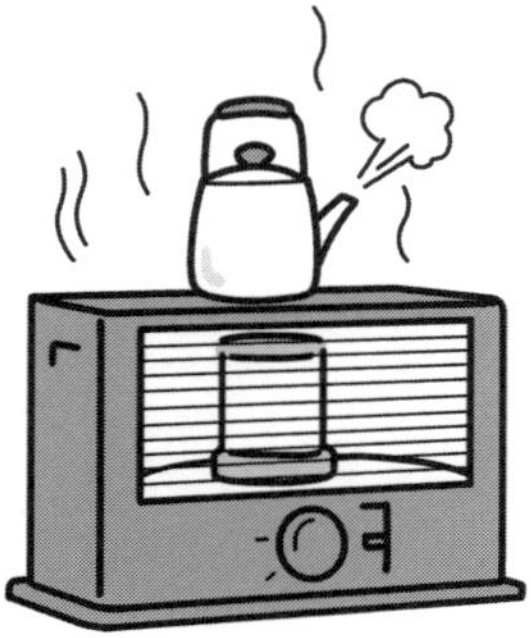

*** あせも**

㉒ あせもができやすいのは初夏？　真夏？

夏といえば、あせも。首、わき、胸、背中、下着やおむつの当たる所などが赤くなったり、ブツブツができたりして、かゆくなります。

あせもの原因は、「水道管の破裂《はれつ》」です。人間は、汗《あせ》で体温調節をしています（汗《あせ》をかかない犬は、舌を出してハーハーして体温を下げています）。

汗《あせ》は、汗腺《かんせん》という汗《あせ》の生成工場で作られ、汗管《かんかん》という水道管を通って皮膚《ひふ》の表面に噴《ふ》き出《だ》します。夏は汗《あせ》の工場がフル稼動《かどう》します。作られた汗《あせ》が多すぎて、水道管（汗管《かんかん》）から汗《あせ》が漏《も》れ出《で》るために起こるのが、あせもです。

汗《あせ》の生成工場（汗腺《かんせん》）は、全身に約二百五十万個ありますが、この数は大人も子どもも変わりません。つまり、体の小さい子どもの皮膚《ひふ》には、汗《あせ》の工場が密集しているのです。一般《いっぱん》に子どもは暑がりで汗《あせ》かきなうえ、水道管（汗管《かんかん》）も弱いため、汗《あせ》が漏《も》れやすく、あせもができやすいのです。

高温多湿《こうおんたしつ》な環境《かんきょう》、つまり、炎天下《えんてんか》での作業、激しい運動、熱いおふろは要注意です。子どもは、大泣《おおな》きしただけで、できることもあります。

冬は汗《あせ》の工場（汗腺《かんせん》）は休業中です。暖かくなり、徐々《じょじょ》に汗《あせ》を出す練習をすれば問題ありませんが、急に暑くなると、汗腺《かんせん》が練習不足、整備不足のまま汗《あせ》をかきます。そのため水道管（汗管《かんかん》）が壊《こわ》れて水漏《みずも》れを起こし、あせもを作ってしまいます。

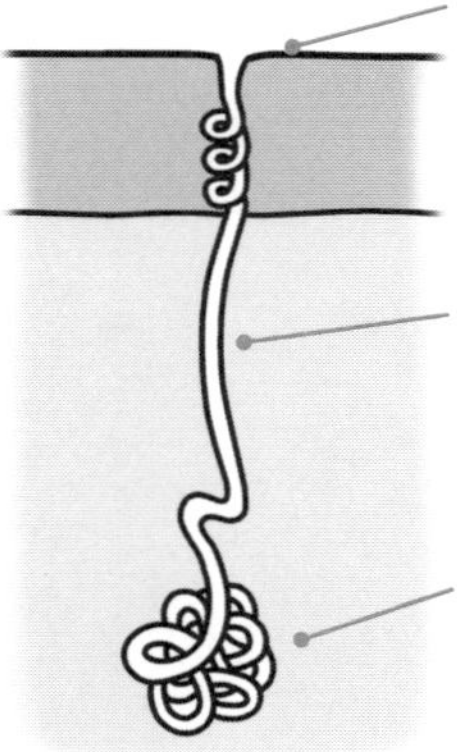

ですから、あせもは初夏にできやすく、真夏は何度も汗《あせ》をかいて、水道管の通りが絶好調であるため、あせもになりにくいといえます。

23 「1《ワン》デイ・2《ツー》シャワー」であせも予防

汗《あせ》は、皮膚《ひふ》に出たばかりの時は、水分と塩分ですが、時間とともに雑菌《ざっきん》が繁殖《はんしょく》します。この雑菌《ざっきん》が皮膚《ひふ》を刺激《しげき》し、皮膚炎《ひふえん》を起こすのです。

外出から帰ったら、少しでも早くシャワーで汗《あせ》を流しましょう。暑くて寝苦《ねぐる》しい夜は、びっしょり汗《あせ》をかくので、朝もシャワーを浴びましょう。つまり、一日二回のシャワーがベストです。体を洗う時、ナイロンタオルは皮膚《ひふ》を傷つけるので、柔《やわ》らかいタオルか素手で、せっけんをよく泡立《あわだ》てて、泡《あわ》で優《やさ》しく洗いましょう。せっけんを使いすぎて皮膚《ひふ》が乾燥《かんそう》する人は、シャワーだけでもいいです。

おふろやシャワーの温度が高いと、それだけで汗《あせ》をかいて、あせもがひどくなります。温度は低め（三八度程度）がいいです。おじいさんやおばあさんがちょうどよいおふろは、お父さんやお母さんには熱いと感じることがあります。子どもはさらに暑がりですから、大人がぬるいと感じる温度が心地《ここち》よいのです。

また、下着は汗《あせ》を吸収しやすい綿製品がお勧《すす》めです。

24 クーラーは楽《らく》ーらー

あせものいちばんの治療《ちりょう》は、涼《すず》しい環境《かんきょう》です。涼《すず》しい所にいるだけで、あせもがすーっと引いてしまうこともあります。熱中症予防《ねっちゅうしょうよぼう》のためにも、室温が三〇度になったら危険です。二八度程度が適温ではないでしょうか。

また、扇風機《せんぷうき》もエコで効果的なアイテムです。その際は、一カ所に強い風が当たらないように、扇風機《せんぷうき》の首を振《ふ》るようにしましょう。

あせもは、かきむしるとばい菌《きん》が入って「とびひ」（ジクジクと汁《しる》が出る）になったり、「あせものより」（汗腺膿瘍《かんせんのうよう》……おできのように赤くはれる）になったりすることがあります。また、あせもに似たカンジダというカビの病気もあります。

市販《しはん》のあせもの薬でも、ある程度よくなりますが、ひどい場合は病院を受診《じゅしん》してください。

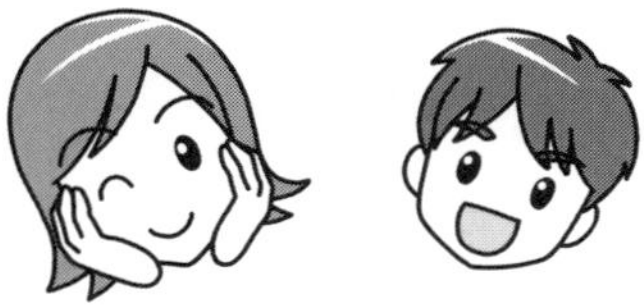

ポイント

- あせも予防には、ぬるめのシャワーと涼しい環境
- とびひになったら病院へ

25 にきびに白、黒、赤あり

最近のテレビは画面が鮮明《せんめい》になり、芸能人のお肌《はだ》環境《かんきょう》がよく分かるようになりました。喜んでいいのやらどうやら。キレイだなと思っていた女優さんの「お肌《はだ》の真実」にがっかりすることがあります。

頬《ほお》に月のクレーターのようなくぼみを見つけたことはありませんか。にきびあとです。にきびは多くの人が経験することですが、「青春のシンボル」と

白にきび

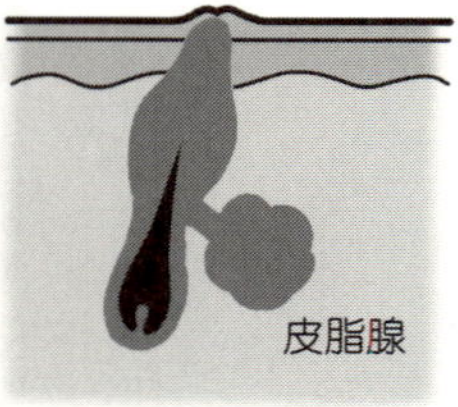

毛穴が詰まって皮脂がたまる

甘酸《あまず》っぱい感傷に浸《ひた》っている場合ではありません。一生涯《いっしょうがい》、顔と心に爪《つめ》あとを残すのが、にきびです。

にきびは、どのようにしてできるのでしょうか。皮膚《ひふ》にはうぶ毛が生えていますが、その根元に、皮脂腺《ひしせん》という脂《あぶら》を作る工場があります。皮脂腺《ひしせん》で作られた皮脂《ひし》は、毛穴に沿って出ていき、皮膚《ひふ》の表面を潤《うるお》しています。

思春期に皮脂《ひし》を作る工場が大きくなり、たくさん脂《あぶら》を作るようになります。にきびの始まりは、毛穴の出口が硬《かた》くなって、詰《つ》まることです。

毛穴が詰《つ》まって皮脂《ひし》がたまり、少し盛り上がったのが「白にきび」です。見えにくいので「隠《かく》れにきび」ともいいます。

黒にきび

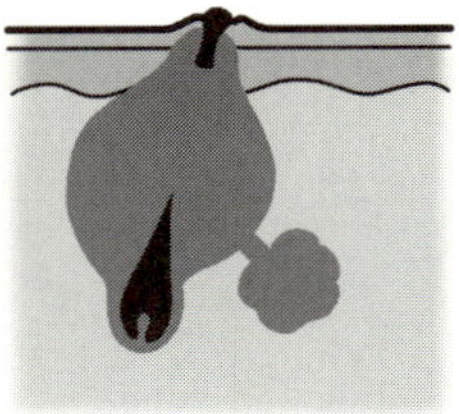

毛穴が開いて
黒く見える

赤にきび

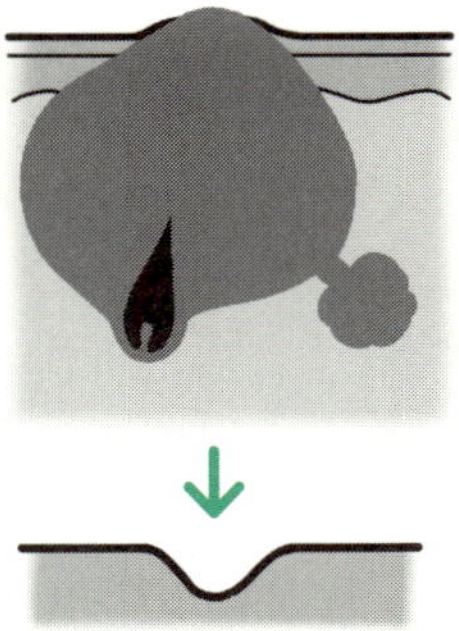

にきび菌が繁殖して赤くなり、
放置すると、にきびあとを残す

毛穴が開いて、黒く見えるのが「黒にきび」です。毛穴にすんでいるにきび菌《きん》が繁殖《はんしょく》して、赤くなったのが「赤にきび」です。赤にきびを放置していると、くぼんだにきびあとを残してしまいます。

にきびあとの特効薬はないため、予防が大切です。にきびあとを作らないためには、「にきびを作らない」「できたにきびは速やかに治す」。予防と初期消火が原則です。

26 にきびができたら病院へ行こう

にきびでお悩《なや》みの方は、にきびを数えてみてください。小さい物も含《ふく》めて十個以下なら軽症《けいしょう》、十一〜四十個なら中等症《ちゅうとうしょう》、四十一以上は重症《じゅうしょう》です。

「水泳選手はにきびは少ない」といわれます。常にプールの水で洗顔しているようなものだからです。にきび対策は、水泳教室に入るか（笑）、しっかり洗顔することです。Tゾーン（額〜鼻〜あご）は、皮脂《ひし》が多いためしっかり洗います。頬《ほお》を洗いすぎるとカサカサになるので要注意です。スポンジやタオルでゴシゴシ洗うのはいただけません。皮膚《ひふ》に傷がついて悪化させてしまいます。泡《あわ》で優《やさ》しく洗顔してください。

洗顔料についての質問をよく受けますが、洗顔料の種類はあまり関係ないと考えています。日本皮膚科学会《にほんひふかがっかい》のガイドライン評価によると、洗顔はB級グルメならぬ、C級の治療《ちりょう》にすぎません。A級治療薬《ちりょうやく》はミノサイクリンなどののみ薬、アダパレン、過酸化ベンゾイル、クリンダマイシンなどの塗《ぬ》り薬《ぐすり》であり、皮膚科《ひふか》に行かないと処方してもらえません。

「にきびで病院に行くの？」と驚《おどろ》きでしょうが、皮膚科医《ひふかい》は「にきびなのに、何で来ないの？」と、お待ちしております。

ポイント

●洗顔は泡で優しく
●にきびあとを作らないために、できてしまったら皮膚科へ

27 あかすりは百害あって一利なし

以前は、ふろで体を洗うのは木綿《もめん》のタオルでした。いつしかナイロンタオルが登場し、感動を覚えました。

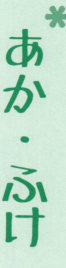

せっけんの泡立《あわだ》ちがいい。ざらざらとした肌触《はだざわ》りで「洗ってるー」という充実感《じゅうじつかん》がある。タオルを洗面器で洗うと、あかなる物が浮《う》いて、「あかが取れたー」と満足できるなどのメリットがあります。

ナイロンタオルを知ってより、木綿《もめん》のタオルは物足りなくて、使う気になれない方も多いでしょう。近年、ナイロン製のタオルを用いた「○○あかすり」も登場しました。ところが通称《つうしょう》、「あかすり皮膚炎《ひふえん》」「ナイロンタオル皮膚炎《ひふえん》」というお肌《はだ》のトラブルがあるのです。皮膚《ひふ》が赤くなる、黒ずんでくる、ボコボコとしたできものができるなどです。

そもそも、落とさないといけないあかは、せっけんの泡《あわ》を手を用いて、優《やさ》しくなでるだけで落ちます。それ以上こすって出てくる「あかなる物」は、あかではなく、角質という皮膚《ひふ》の一部なのです。こすればこするほど、カンナがけをされた皮膚《ひふ》は、どんどん薄《うす》くなります。最後、ヒリヒリ痛くなってきます。

皮膚《ひふ》は外敵が入らないように、体の水分が出ていかないように、バリアの働きを担《にな》っていますが、こすることによって、そのバリアが壊《こわ》れてしまうのです。

まさに、「百害あって一利なし」です。

ポイント

体のあかは、せっけんの泡で、手でなでるだけでじゅうぶん落ちる

28 ふけの原因は「かび」だった!

肩《かた》に雪が降る。はらってもはらっても雪が降る。

雪なら風情がありますが、ふけだと話は異なります。「黒い服が着られない」「不潔に見られる」など、悩《なや》みは深刻です。

「フケ症《しょう》」というのは俗名《ぞくめい》ですが、その多くは「脂漏性皮膚炎《しろうせいひふえん》」といわれる病気です。脂漏性皮膚炎《しろうせいひふえん》は二十~四十代の男性に多く、「脂《あぶら》が漏《も》れる」という病名が表すように、顔が脂《あぶら》ぎった人に多く見られます。マラセチア菌《きん》という皮膚《ひふ》の脂《あぶら》を食べるかびが一因と考えられています。マラセチア菌《きん》を殺す作用のある、ミコナゾールという成分の入ったシャンプーが発売されていますので、一度試してみてください。

シャンプーではとても太刀打《たちう》ちできないほど雪が舞《ま》っている方は、乾癬《かんせん》やアトピー性皮膚炎《せいひふえん》かもしれません。よく効く塗《ぬ》り薬《ぐすり》もありますので、あきらめないで、皮膚科《ひふか》を受診《じゅしん》してください。

29 ムシできない水虫の話

患者《かんじゃ》さんの足の皮を取って顕微鏡《けんびきょう》で見て、「あっ、水虫がいますね」と言うと、「虫が見えるんですか？」と驚《おどろ》かれます。水虫は昆虫《こんちゅう》ではなくかびです。かびの菌糸《きんし》が顕《けん》微鏡《びきょう》で見えるのです。

夏、食べ物にかびが生えるように、ジメジメした足に生えるかびが、水虫（医学病名＝足白癬《あしはくせん》）です。水虫には三タイプあります。足の指の間にでき、皮がむけたり、ジクジクしたりしてくる「趾間型《しかんがた》」。小さな水ぶくれができる「小水疱型《しょうすいほうがた》」。かかとが鏡餅《かがみもち》のようにカチカチになる「角化型《かくかがた》」です。

水虫はかゆいものと思っている人が多いですが、水虫の約半数はかゆくありません。「かゆいから水虫」とは限りませんし、「かゆくないから水虫でない」ともいえません。一見、水虫のように見えても水虫でない病気がいくつかあります。汗疱《かんぽう》（水ぶくれができる病気）や掌蹠膿疱症《しょうせきのうほうしょう》（膿《うみ》の水ぶくれができる病気）などがそれです。

水虫かどうかはどんな名医でも肉眼では分からず、顕微鏡《けんびきょう》による検査をすればハッキリします。

水虫でない病気に水虫の薬を塗《ぬ》っていたのでは、「肛門《こうもん》に目薬」です。皮膚科専門《ひふかせんもん》医《い》で検査、治療《ちりょう》を受けましょう。

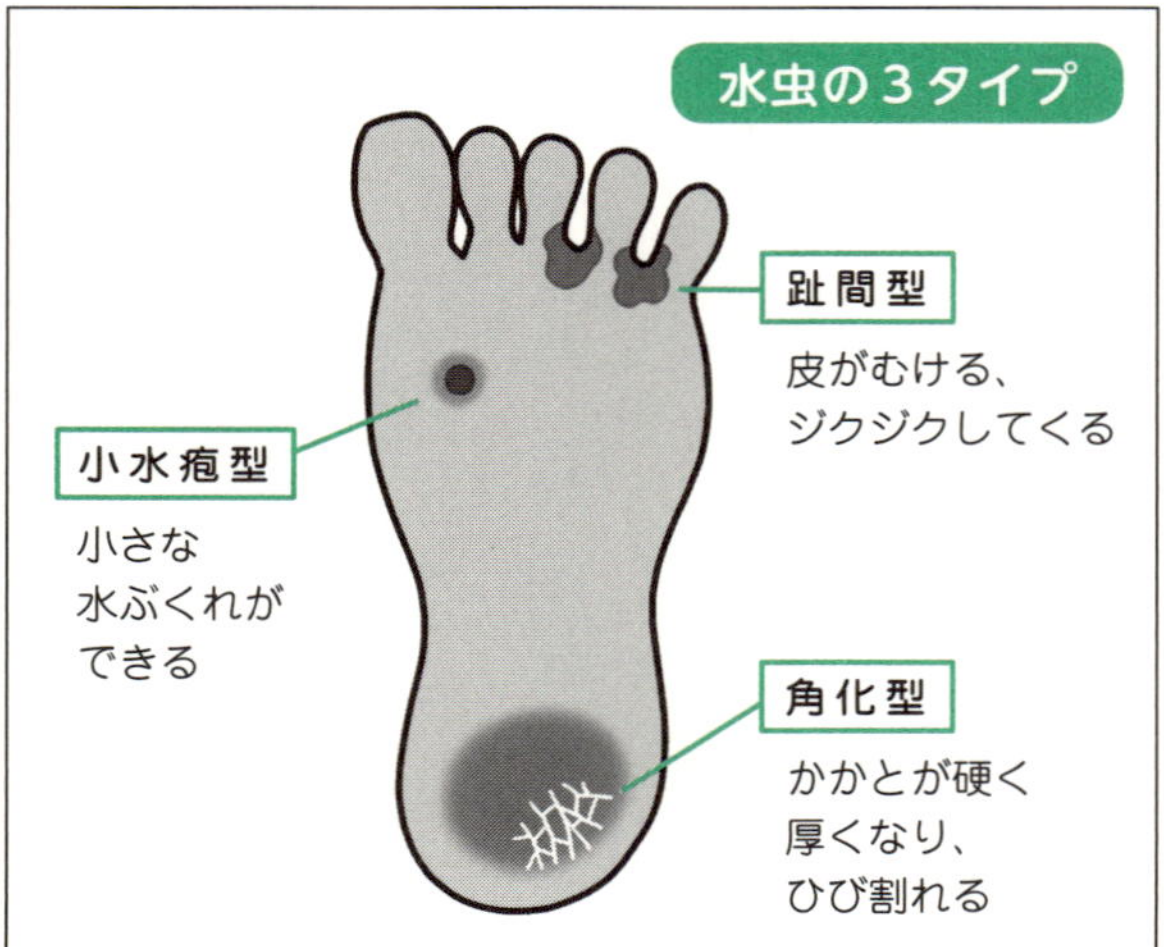
水虫の３タイプ
趾間型
皮がむける、
ジクジクしてくる
小水疱型
小さな
水ぶくれが
できる
角化型
かかとが硬く
厚くなり、
ひび割れる

30 温泉は、水虫にとっても憩いの場

大人の十人に一人は水虫といわれています。どこで水虫をもらってきたのでしょうか。水虫の人が裸足《はだし》で床《ゆか》や畳《たたみ》を歩くと、白癬菌《はくせんきん》が床《ゆか》や畳《たたみ》に付着し、三カ月間も生き続けます。恐《おそ》るべし水虫の生命力です。

一日何百人もが利用する銭湯、温泉、プールの脱衣所《だついじょ》。その床《ゆか》には間違《まちが》いなく水虫が生息しています。そこを踏《ふ》んだ人は、水虫に感染する可能性があります。温泉や銭湯は人間だけでなく、水虫にとっても気持ちのよい場所なのです。

水虫をうつされないようにするには、どうしたらよいのでしょうか。水虫菌《みずむしきん》が足の表面にくっついてから皮膚《ひふ》の細胞《さいぼう》に根を張るまで一、二日かかります。その前なら簡単に水洗いで落とすことができます。つまり、毎日おふろで足を指の間までキレイに洗っていれば、水虫になることはありません。

家に水虫の人がいる場合、その治療《ちりょう》をすることは言うまでもありませんが、おふろ

の足ふきマット、スリッパは別にし、室内では靴下《くつした》を履《は》くことをお勧《すす》めします。

31 水虫の薬、選ぶなら液体？ クリーム？

気をつけていたのに水虫になってしまった場合、薬局や病院の薬を塗《ぬ》りましょう。治療《ちりょう》にはコツがあります。

①塗《ぬ》り薬《ぐすり》は足全体に
②三カ月塗《ぬ》る
③家族ぐるみで治療《ちりょう》する

塗《ぬ》り薬《ぐすり》に関しては、「薬局で買った水虫の薬を塗《ぬ》ったらひどくなった」と訴《うった》えて受診《じゅしん》する人が案外多いです。「どういうこと？」と思われるでしょう。

足の指の間のジクジクした水虫は、カビの感染に加えて皮膚炎《ひふえん》を起こしています。

このような皮膚《ひふ》にいきなり水虫の薬を塗《ぬ》ると、かえって悪化します。ひどい場合、足全体が赤くはれあがり、入院して化膿《かのう》止めの点滴《てんてき》をしなければならないこともあります。

特に液体の薬のトラブルが多いです。塗《ぬ》りやすいと思って、液体やスプレータイプを選ぶ人が多いのですが、液体の薬は、クリームよりも強い刺激《しげき》を持っています。病院では、ジクジクと炎症《えんしょう》を起こした水虫にいきなり水虫の薬は塗《ぬ》りません。まず炎症《えんしょう》を抑《おさ》える薬を塗《ぬ》って、ジクジクが治ってから水虫の治療《ちりょう》をします。

指の間の湿《しめ》った水虫は、なるべく病院へ行きましょう。薬局で薬を買う場合でも、液体の薬は避《さ》けてクリームにしましょう。また、爪《つめ》の水虫にはのみ薬が有効です。

「たかが水虫、されど水虫」。しっかり治療《ちりょう》しましょう。

ポイント

- 毎日おふろで指の間まで洗いましょう
- 市販の薬を買うならクリームタイプを

ニオイ

32 ニオイの公式から導きだされる体臭対策

「他人に注意しにくいこと」のトップは体臭《たいしゅう》です。周囲の人だけでなく、当の本人も悩《なや》みは深く、「消えてしまいたい」とさえ思っている人がいます。

体臭《たいしゅう》の多くは、頭、胸、わきなど、上半身から発せられます。わきがは思春期以降の若い人に多く、遺伝的な体質が関係しています。加齢臭《かれいしゅう》は四十歳以降に多く、皮脂《ひし》（皮膚《ひふ》のあぶら）の関与《かんよ》が考えられています。

分泌《ぶんぴつ》されてすぐの汗《あせ》、皮脂《ひし》には悪臭《あくしゅう》はなく、皮膚《ひふ》表面にいる雑菌《ざっきん》と反応《はんのう》を起こしてニオイを発するのです。

【体臭《たいしゅう》の公式】 汗《あせ》・皮脂《ひし》 ＋ 皮膚《ひふ》の細菌《さいきん》 ＝ 嫌《いや》なニオイ

ニオイは、皮膚《ひふ》表面からと、下着から発せられます。対策は、1デイ、2シャワーと、2シャツです。

体臭対策《たいしゅうたいさく》というと、とかくせっけん、クリーム、制汗剤《せいかんざい》という話になりがちです。ネットで体臭《たいしゅう》を検索《けんさく》すると、「一個数千円のせっけん」や、「奇跡《きせき》の○○クリーム」にたどり着きます。それが、正答でしょうか。体臭対策《たいしゅうたいさく》に使用した製品による困ったニオイ、「デオドラント製品臭《せいひんしゅう》」も心配です。

前述の「嫌《いや》なニオイの公式」から導きだされる対策法があります。原則は二つ。

①朝、リセットする

朝に髪《かみ》と体を洗って無臭《むしゅう》にします。汗《あせ》や皮脂《ひし》が、嫌《いや》なニオイを発するまでには数時間かかります。朝、ニオイをリセットすれば、何とか夕方まではもつ計算です。

皮膚《ひふ》は衣類と異なり、表面がつるっとしています。タイルの上の汚《よご》れを落とすがごとく、せっけんで容易にニオイ物質を落とすことができます。特殊《とくしゅ》なせっけんでないと取れない汚《よご》れが、あるとは思えません。普通《ふつう》のせっけんでじゅうぶんです。

②ニオイが出る頃にシャツを着替える

下着から発するニオイも無視できません。汗《あせ》を吸ったシャツはニオイの元になります。猛暑《もうしょ》で午前中から汗《あせ》をかく場合、昼休みに着替《きが》えてさっぱりするのもいいでしょう。夜、シャツを着て寝《ね》る人は、朝、新しい下着に取《と》り替《か》えましょう。半日分の汗《あせ》と皮脂《ひし》が染《し》みついていますからね。

「シャワーしたばかりなのに臭《にお》う」という場合、衣類のニオイかもしれません。洗濯《せんたく》しても臭《にお》うシャツはどうすればいいかって？　もちろん、ごみ箱行きでしょう。

高価なデオドラント製品の前に、1デイ、2シャワーと2シャツは、いかがでしょうか。

33 口臭の主な原因は歯周病です

「他人に注意しにくいこと」の第二位は、口臭《こうしゅう》といわれます。

上司のおやじギャグに伴《ともな》う豪快《ごうかい》な「ガハハーッ」の後、愛想笑いを浮《う》かべるＯＬ。よくありがちなオフィスでのワンシーンです。ギャグが寒くて冷《ひ》や汗《あせ》ならいいのですが、「ガハハーッ」の口臭《こうしゅう》に困惑《こんわく》しているとしたら……。恐《おそ》ろしく寒い話です。

口臭《こうしゅう》の主たる原因は、歯周病《ししゅうびょう》です。

大人の半数は歯周病予備軍《ししゅうびょうよびぐん》といわれています。虫歯で失う歯は一本ですが、歯周病《ししゅうびょう》は一気に総入れ歯になります。失うのは歯だけではなく、歯周病《ししゅうびょう》は、心筋梗塞《しんきんこうそく》、脳梗《のうこう》塞《そく》、肺炎《はいえん》など、万病の元でもあります。

確実な予防策は、年に二回の歯科検診《しかけんしん》です。歯磨《はみが》きのしかたを教えてくれたり、電動歯ブラシを薦《すす》められたりして、歯を守ることへのモチベーションがアップします。お金と手間がかかりますが、必要経費と思ってください。総入れ歯やインプラントになったら、何十万、何百万円かかります。抜《ぬ》けた歯は生えてきません。検診《けんしん》は多くの歯科で行っていますので、年間予定に組《く》み込《こ》んでしまいましょう。

また、今すぐできる口臭対策《こうしゅうたいさく》があります。口呼吸の人は、鼻呼吸に替《か》えるのです。「口から吐《は》かなければ口臭《こうしゅう》は出ない」というのも一理ですが、それだけではありません。鼻呼吸で口の中の菌《きん》を減らすことができます。口呼吸により口の中は乾燥《かんそう》し、それにより口腔内細菌《こうくうないさいきん》が繁殖《はんしょく》し、ニオイを発します。ドライマウス（唾液《だえき》の量が少ない）の人の口臭《こうしゅう》が強いのはそのためです。

さわやかな歯、さわやか口臭《こうしゅう》で、部下の評価アップも間違《まちが》いありません。

ポイント

- **歯周病は万病の元**
- **口呼吸の人は、鼻呼吸に替える**

34 足のニオイは二足の靴で解決

現代人の多くは、一日中、靴《くつ》を履《は》いての仕事です。安全靴《あんぜんぐつ》という鋼鉄製の靴《くつ》が義務化された職も増えてきました。足の身になってみると、閉鎖《へいさ》された空間で一日を過ごすなんて、かわいそうなことです。足のニオイの公式は体臭《たいしゅう》と同様です。

【足のニオイの公式】　足の汗《あせ》　＋　菌《きん》（細菌《さいきん》、水虫）　＝　足のニオイ

足のニオイ対策は三つです。

①通気性のよい靴を選ぶ

風通しがよいと、菌《きん》の繁殖《はんしょく》も抑《おさ》えられます。底に穴の空いた革靴《かわぐつ》も売られています。

②二足の靴を交互に履く

汗《あせ》を吸った靴《くつ》が乾《かわ》くには時間がかかります。靴《くつ》を二足準備し、一日おきに履《は》き替《か》えるとよいでしょう。

③インソールをこまめに交換する

靴《くつ》の中敷《なかじ》きのことをインソールといいます。足の汗《あせ》は靴下《くつした》の次にインソールに吸収されます。インソールの買《か》い換《か》えは、靴《くつ》のそれよりも簡単です。ワンコイン均一の品なら、二週間に一回替《か》えても安いものです。

足のニオイは体臭《たいしゅう》と異なり、せっけんで洗っただけでは取れないことがあります。分厚い足の皮に菌《きん》が繁殖《はんしょく》し、ニオイが染《し》みついてしまっているからです。

足が白くふやけて悪臭《あくしゅう》がする場合、水虫の薬や雑菌《ざっきん》を殺す薬を塗《ぬ》らなければなりませんので、皮膚科《ひふか》を受診《じゅしん》しましょう。

35 ハチに刺された時の対処法

「大変です。ハチに刺《さ》されました。二回刺《さ》されたら死ぬと聞きましたが……」

夏に、ハチ刺《さ》されの急患《きゅうかん》が増えます。

「ハチに二度刺《さ》されたら死ぬ」は本当なのでしょうか。

年間約二十人がハチに刺《さ》されて亡くなっていますが、その多くは二回め以降です。二回めが大丈夫《だいじょうぶ》だったから三回めも大丈夫《だいじょうぶ》というわけではありません。

ハチに刺《さ》されたあと、ハチの毒に対する抗体《こうたい》がたくさん作られる人があります。その後、ハチに毒を入れられると毒と抗体《こうたい》が激しく反応《はんのう》して、アナフィラキシーショックを起こすことがあります。アナフィラキシーショックとは、急に血圧が下がって危険な状態になることをいうのですが、多くは刺《さ》されて二十分以内です。息苦しい、心臓がドキドキする、くしゃみやせきが出る、冷《ひ》や汗《あせ》、吐《は》き気《け》、おなかが痛い、尿《にょう》や便を出したくなる、などの症状《しょうじょう》が出ます。

ハチに刺《さ》された時にすべきことは？

人のいる所に行って、「ハチに刺《さ》された」と知らせてください。何かあったらその人が救急車を呼んでくれます。アナフィラキシーショックを起こすと自分で病院にたどり着けませんし、救急車も呼べないかもしれません。

山林で一人作業をしていて、二十分以内に人のいる所に行けない場合もあるでしょう。アナフィラキシーショックを和《やわ》らげるエピネフリンという自己注射があります。取《と》り扱《あつか》い病院で処方してもらえます。

ポイント

- **ハチに刺されたら人に知らせる**
- **一人作業の人は自己注射を携帯する**

36 キャンプ、バーベキューにはブユよけを

虫刺《むしさ》されで怖《こわ》〜いのがブユ（別名ブヨ）です。蚊《か》ほどの小さい虫ですが、その被害《ひがい》は蚊《か》の比《ひ》ではありません。山や河原《かわら》、公園で、主にすねや足首を刺《さ》されます。激しいかゆみを伴《ともな》い、かくと硬《かた》い「しこり」になり、何カ月も残ることがあります。

予防は、虫よけスプレー「イカリジン」です。「怒《いか》りじん？」へんてこな名前ですが、「イカリジン」という物質が有効成分の薬です。従来の虫《むし》よけ剤《ざい》（主成分＝ディート）と比べて安全性が高いため、子どもや赤ちゃんにも使えます。臭《にお》いもなく、服についてもシミになりません。

キャンプ、山や海の宿泊学習《しゅくはくがくしゅう》の時、半ズボンやスカートの子どもには必需品《ひつじゅひん》です。友人に招待され、庭でバーベキュー大会。お土産《みやげ》が肉と虫刺《むしさ》されで、一年たってもあとが消えない。すねと人間関係に「しこり」を残さないためにも、イカリジンで予防しましょう。

37 ダニのいない家は一軒もない

「失礼な。私の家にダニはいません」

患者《かんじゃ》さんに「ダニが原因かもしれない」と話した時に、よくある反応《はんのう》です。しかし、ダニのいない家は一軒《いっけん》もありませんし、ダニのいない畳《たたみ》、布団、カーペットは一枚もありません。人間とダニは共存しています。

人間に被害《ひがい》を与《あた》えるダニは、大きく二種類に分かれます。一つは人間を刺《さ》すダニ。もう一つは死骸《しがい》がアレルギーを起こすダニです。

医者「これは虫刺《むしさ》されですね」

患者《かんじゃ》「何の虫ですか」

医者「うーん、おそらく……」

虫に刺《さ》されると特徴的《とくちょうてき》な赤いブツブツができます。虫刺《むしさ》されということは分かるのですが、虫の種類を問われても分からないものです。

「そんなバカな」と不思議に思うかもしれませんが、そういうものなのです。もし、この本を皮膚科医《ひふかい》が読んでいたら、大きくうなずいていることでしょう。

大ざっぱにいえば、顔（特に耳、まぶた）、腕《うで》、すねなど、服から外に出ている所を刺《さ》すのが蚊《か》、おなかなど、服に隠《かく》れている所を刺《さ》すのがダニです。現行犯逮捕《げんこうはんたいほ》が難しいので、推測にすぎませんが。

蚊《か》の対策は蚊取《かと》り線香《せんこう》などですが、ダニはどうすればいいのでしょうか。

人を刺《さ》すダニはペット、屋根裏のネズミ、軒先《のきさき》の鳥の巣に生息しています。通常は動物の血を吸って生きています。それだけでは飽《あ》き足《た》りず、夜な夜な、人間を襲《おそ》うのです。退治は市販《しはん》の薫煙剤《くんえんざい》（モクモク水煙《みずけむり》で虫をいぶり出す薬）が有効です。さらにネズミや鳥の巣の駆除《くじょ》を行ってください。

室内のワンちゃんがかゆそうにしていたら、怪《あや》しいです。イヌやネコに寄生するノミやダニもいます。獣医《じゅうい》さんの所に連れていくのが確実です。ペットショップで相談してもいいでしょう。

38 布団のダニは布団乾燥機の殺ダニモードで

ダニにはもう一つ、アトピー性皮膚炎《せいひふえん》などのアレルギーを引き起こすダニがいます。主に布団、畳《たたみ》、カーペットに何百、何千とすんでおり、人間のフケやアカを食べて生きています。人をかむことはありませんが、死骸《しがい》が粉になって、皮膚《ひふ》にくっついてアレルギーを起こすのです。

布団を天日干ししてもダニは死にません。上手《じょうず》に布団の裏側に移動するからです。布団をひっくり返してもまた裏側に移動します。布団のダニを殺すには布団乾燥機《ふとんかんそうき》が有効です。家庭用の物でじゅうぶんです。ホットカーペットのダニは、殺ダニモードで退治しましょう。カーペットの温度調節のスイッチに、高温でダニを殺すモードが大抵《たいてい》ついています。

ダニは死んでも死骸《しがい》を残しますので、掃除機《そうじき》で吸い取りましょう。

39 ダニは小麦粉にも入り込む

「小麦粉は戸棚《とだな》にしまってはいけない」といわれます。家庭でお好み焼きを食べた直後、ゼーゼーと呼吸が苦しくなり救急車を呼ぶことに。家族団欒《かぞくだんらん》がパニックにという惨事《さんじ》が起こっています。お好み焼き粉に繁殖《はんしょく》するダニが犯人でした。

小麦粉は開封《かいふう》するとダニが入《はい》り込《こ》み、何万、何億匹《なんおくひき》と増えていきます。調理でダニは死にますが、死骸《しがい》によって重篤《じゅうとく》なアレルギーを起こすことがあるのです。お好み焼き粉、たこ焼き粉、ミックス粉などにダニが繁殖《はんしょく》しやすく、「パンケーキ症候群《しょうこうぐん》」ともいわれています。多くはアレルギー性鼻炎《せいびえん》や気管支喘息《きかんしぜんそく》の人に起こっています。

ダニは気温二十五度、湿度《しつど》七五パーセントで最も増殖《ぞうしょく》し、冷蔵庫では増えることができません。主婦の三分の二が、開封《かいふう》した小麦粉を戸棚《とだな》や引き出しに入れていた、というアンケート結果があります。

戸棚《とだな》の小麦粉は、ダニにとって絶好の家族団欒《かぞくだんらん》の場です。小麦粉は、開封後《かいふうご》に使い切るか、冷蔵庫に保存するのが原則です。楽しいたこ焼き会にしましょう。

40 皮膚炎を引き起こす毛虫にご用心

春と秋、皮膚科外来《ひふかがいらい》をにぎわす風物詩が「毛虫皮膚炎《けむしひふえん》」です。多い日は一日六、七人が受診《じゅしん》されます。毛虫皮膚炎《けむしひふえん》は、毛虫の毛が触《ふ》れた所に赤いブツブツができる、極めてかゆい病気です。

皮膚炎《ひふえん》を引き起こすチャドクガという毛虫は、主にツバキやサザンカに生息しています。木の剪定《せんてい》の時や、枝の片付けの時にやられます。長袖《ながそで》の服を着ていても、毛虫の毛は通《とお》り抜《ぬ》けてしまいます。

ツバキやサザンカを植栽《しょくさい》する皮膚科医《ひふかい》はいないでしょう。これから庭に木を植えようと計画している方は、ご検討ください。

＊食べ物のアレルギー

41 半焼けのしいたけにご注意

「焼きしいたけを食べませんでしたか？」

診察室《しんさつしつ》で背中をチラリと見た皮膚科医《ひふかい》のこの言葉に、患者《かんじゃ》さんはあぜん。

「えっ！　は、はい。食べました」

超能力者《ちょうのうりょくしゃ》を見るようなまなざしを向けられるシーンをしばしば経験します。

「シイタケ皮膚炎《ひふえん》」は、見た瞬間《しゅんかん》に診断《しんだん》のつく皮膚病《ひふびょう》の一つです。

しいたけを食べた翌日、シイタケエキスの影響《えいきょう》で体がかゆくなり、体に赤い線がたくさんできるのです。

半焼けのしいたけがいちばんよくないようです。

「何でしいたけを食べたことが分かるんですか？」

「ハハハ、背中に書いてありますよ」

得意満面の私ですが、後日、その患者《かんじゃ》さんに、「昨日《きのう》、何を食べたか当ててください」と背中を見せられた時には困りました。しいたけ以外は分かりません。

くれぐれも、しいたけの食べすぎには気をつけましょう。

42 リンゴを食べると唇がはれる!?

「リンゴをかじると、歯ぐきから血が出ませんか？」

これは歯周病のキャッチコピーです。歯科でご相談ください。

「リンゴをかじると、唇《くちびる》がはれませんか？」

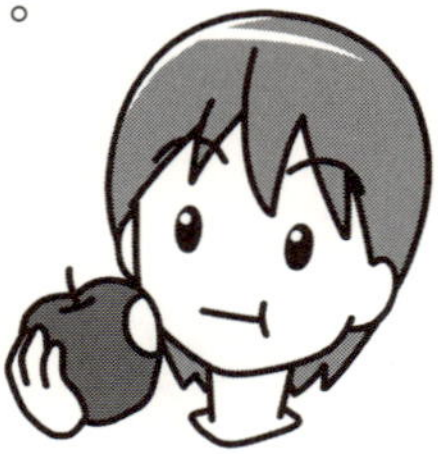

43 マンゴーはウルシ科の果物です

「昨日《きのう》、マンゴーを食べましたね」

これは「口腔《こうくう》アレルギー症候群《しょうこうぐん》」という病気の症状《しょうじょう》です。リンゴに限らず、キウイ、モモ、メロン、サクランボ、ナシ、グレープフルーツ、イチゴ、バナナなどの果物《くだもの》や、野菜（トマト、ニンジン、セロリ、キュウリ）、ダイズが原因となりえます。食べたあと、唇《くちびる》がはれたり、口の中がしびれたり、イガイガしたりする症状《しょうじょう》が出ます。

最初は一種類だけだったのが、アレルギーを起こす食べ物が次第《しだい》に増えてくる人もあります。花粉のアレルギーを持っている人に多い傾向《けいこう》があります。

誰《だれ》に相談すればよいのか分からず、自分は特異体質ではなかろうかと悩《なや》んでいる人もあると思います。皮膚科《ひふか》でご相談ください。

「えっ、何で分かるんですか」

「口の周りについています」

「そ、そんなばかな」

うろたえて手で口の周りをぬぐう患者《かんじゃ》さん。ふっふっふとほくそえむ医者。これが有名なマンゴー皮膚炎《ひふえん》の診察風景《しんさつふうけい》です。

マンゴーを食べた翌日に、唇《くちびる》や口の周りが赤くなったり、ブツブツができたりしてかゆくなるのが「マンゴー皮膚炎《ひふえん》」です。

マンゴーはウルシの仲間ですからかぶれやすく、ウルシやギンナンにかぶれる人は、食べないほうが無難です。ひどい人はマンゴープリンでもアレルギーを起こすことがあります。特に口の周りにマンゴーがつくと危険です。食べる時は、豪快《ごうかい》にかぶりつかず、小さく切って、フォークで上品に食べることをお勧《すす》めします。

食べてすぐに唇《くちびる》がはれたり、口の中がしびれたりする場合は、「口腔《こうくう》アレルギー症《しょう》候群《こうぐん》」です。ショック症状《しょうじょう》を起こすこともありますので、食べるのは控《ひか》えましょう。

＊金属アレルギー

44 かぶれの原因はピアス？　時計？

金属アレルギーに二種類あります。外からの金属アレルギーと、内からの金属アレルギーです。

外からの金属アレルギーとは、ピアス、ネックレス、時計《とけい》、ベルトによるかぶれです。高校卒業後の春。堂々とピアスができると喜び勇んで穴を開けたものの、金属アレルギーで赤くはれちゃった、と泣くに泣けないことがあります。

ピアスのトラブルの多くは、不適切なピアスの開け方によります。友達《ともだち》に針で開けてもらうというのは危険行為《きけんこうい》です。ピアスにはファーストピアス（穴を開けるためのピアス）と、セカンドピアス（開いた穴に使用するピアス）があります。
ファーストピアスはセカンドピアスの二倍の太さがあります。ピアスの穴は、月日とともに小さくなるので、最初に太い穴を作る必要があります。ファーストピアスは一カ月は抜《ぬ》き取《と》らず、入れたままにするのが原則です。それにより、しっかりとしたピアスホールが完成します。ファーストピアスは市販《しはん》されていますが、病院でも開けてくれるところがあります。

適切にピアスをしても、ピアスの材質によってアレルギーを起こすことがあります。「金のピアスだから大丈夫《だいじょうぶ》」とは、必ずしもいえません。金、銀、プラチナは貴金属といわれ比較的《ひかくてき》安全ですが、かぶれる人もあります。最もかぶれない金属はチタンであり、純チタンのピアスがいちばん安全です。「純」がつかないチタンは、他の金属が多く含《ふく》まれていたり、メッキだったりする可能性があります。

何の金属アレルギーを持っているか、皮膚科《ひふか》でパッチテストをして調べることができます。婚約指輪《こんやくゆびわ》や結婚指輪《けっこんゆびわ》を選ぶ前に、検査で確認すると安心です。

「私は純プラチナでないとダメなの」という人。
男性にとって「高くつく女性」かもしれません。

45 ナッツもアレルギーの原因に

内からの金属アレルギーとは、食べ物や歯の詰《つ》め物《もの》に含《ふく》まれる金属が、腸から吸収されて皮膚病《ひふびょう》を起こすものをいいます。原因も分からず、長く薬を続けている皮膚病《ひふびょう》の原因が、金属アレルギーだったということがあります。

汗疱《かんぽう》（手のひらに水ぶくれができる）、掌蹠膿疱症《しょうせきのうほうしょう》（手のひら、足の裏の膿《うみ》を持った水ぶくれ）などの病気として現れます。

胃腸から吸収された金属は、血管に入り全身を巡《めぐ》ります。その後、汗《あせ》として排出《はいしゅつ》されますが、手のひらと足の裏は汗《あせ》をかく量が多いためか、主に手足にブツブツができます。

手のひらの治らないブツブツを理由に受診《じゅしん》した女性がありました。ナッツが美容によいと聞いて、毎日、ナッツを多量におやつ代わりにしていたとのことです。ナッツに含《ふく》まれるニッケルという金属のアレルギーを考え、ナッツを控《ひか》えめにしたらよくなりました。美容のための努力が皮肉な結果になった例です。ナッツも食べすぎはよくないですね。

心配な方はパッチテストを受けましょう。パッチテストが陽性でも、必ずしも病気の原因とは限りません。

歯の金属を取り外し、高額のセラミック性の歯にしたのに、皮膚病《ひふびょう》は治らなかったということもあります。歯の金属の入《い》れ換《か》えは一つの選択肢《せんたくし》と考えてください。

ポイント

- **貴金属は比較的安全です**
- **「金属アレルギーかな?」と思ったらパッチテストを**

2部

アンチエイジングのためのスキンケア

いつまでも若々しい肌を保つために。
正しいシミ・シワ対策はもちろん、
不老長寿の秘訣を
皮膚科専門医が教えます。

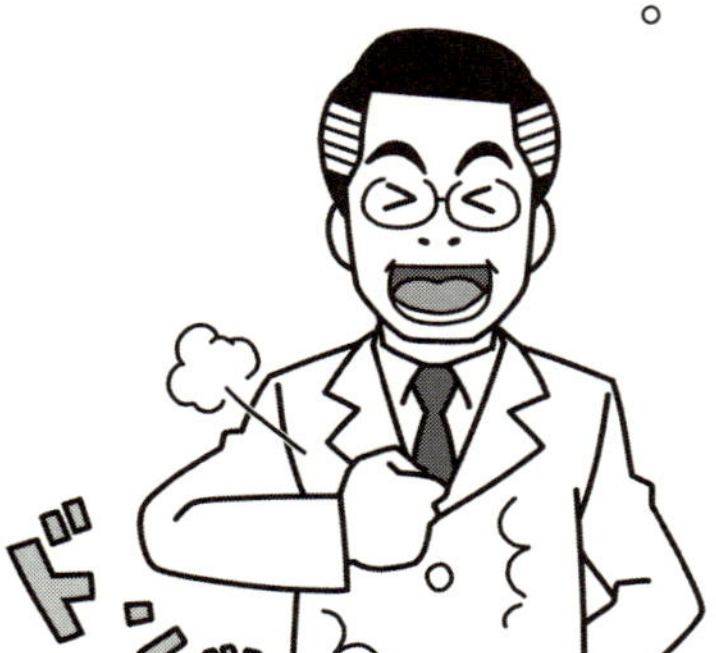

1

どうしてあの人は若く見えるの？

「私も年だわ。こんなところにシワができて」

「あなたも年ね。シミ一つなかったのに」

よく聞くセリフです。一年、年を重ねれば、一年お肌《はだ》は老化する。「老化」イコール「加齢《かれい》」と信じられています。

「老化の原因は年ではありません」と言うと、多くの人が「???」でしょう。ところが、ことにお肌《はだ》については、老化の最大要因は加齢《かれい》ではありません。

お肌《はだ》の老化とはなんでしょう。

アルバムを開いて、過去の自分に驚《おどろ》くことはありませんか。

「ゆで卵のようなつるつるお肌《はだ》が……」「モモのようなほっぺが……」

いつの間にか、肌《はだ》の張りはなくなり、シミ、シワ、たるみを発見。これらが皮膚《ひふ》の老化であり、見た目の年齢《ねんれい》です。

歴史上、三大美人といえば、クレオパトラ（エジプト）、楊貴妃《ようきひ》（中国）、小野小町《おののこまち》（日本）が挙げられますが、小野小町《おののこまち》は、永久の美貌《びぼう》を希求して、次のような歌を残しています。

「面影《おもかげ》の　変《か》わらで年の　つもれかし　たとい命に　限りありとも」

私がおばさんになっても、いや死んでも、この美貌《びぼう》は変わらないでちょーだい！

「若く見られたい」

これは古今東西変わらない、女性の願望です。

テレビや雑誌に、「どう見ても三十代、実年齢《じつねんれい》五十八歳。えーっ、見えな〜い！」というシーンがあります。つまり、年齢《ねんれい》と「老け顔《ふがお》」はイコールではありません。

皮膚老化《ひふろうか》の最大の原因は別のところにあったのです。

2 「秋田美人」はなぜ色白できれいなのか

皮膚老化《ひふろうか》の最大、かつ圧倒的影響《あっとうてきえいきょう》を与《あた》えている要因は、「紫外線《しがいせん》」です。「光老化《ひかりろうか》」という言葉がありますが、サンサンと降り注ぐ太陽光によって、「老《ふ》け顔《がお》」になるのです。

「秋田美人」とは、色白で、きれいな女性につけられた称号《しょうごう》ですが、秋田県の日照時間の短さが要因の一つでしょう。ロシア人女性の「雪のように透明《とうめい》な肌《はだ》」も、日差しが少ないことと関係しています。

お尻《しり》では年齢《ねんれい》が分からないのをご存じですか。

「そんなことシリません」と苦笑されるかもしれません。職業上、私はたくさんの皮《ひ》膚《ふ》を見ます。顔で年齢《ねんれい》の見当はつきますが、お尻《しり》では分かりません。紫外線《しがいせん》の影響《えいきょう》を受けないためです。

車を運転する人は、シミは顔の右側に多発します。運転席の右から日光が降り注ぐからです。左ハンドルの国では、顔の左にシワができます。

「小麦色の肌《はだ》」は、健康美の象徴《しょうちょう》とされてきました。夏になると小麦色アイドルのポスターが店頭に貼《は》られ、褐色《かっしょく》のサーファーがもてはやされる。海の男の格好《かっこう》よさばかりに目が行きますが、病院に来る海の男（漁業関係者）に、肌荒《はだあ》れや皮膚《ひふ》がんが多いことを明記しておきます。「日サロ」こと日焼けサロンなるものがありますが、日焼けマシーンは老化マシーンです。

日焼けは健康美の「象徴《しょうちょう》」どころか、老《ふ》け顔《がお》の「前兆」なのです。

3 日本は日焼け対策が後れている

紫外線《しがいせん》対策《たいさく》は、いつから始めればよいのでしょうか。

①幼児期
②思春期
③三十歳
④還暦《かんれき》

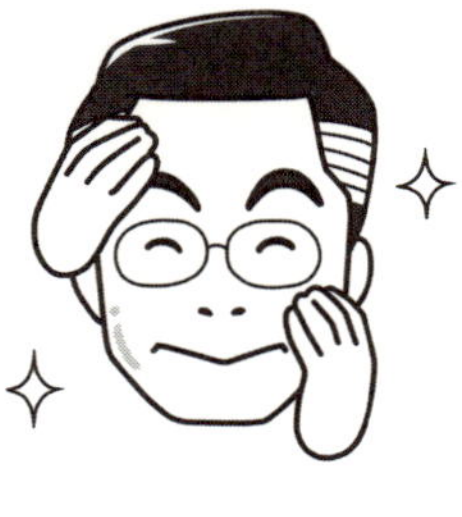

正解は①の幼児期です。一生涯《いっしょうがい》で浴びる紫外線《しがいせん》の大半を二十歳までに受けます。二十五歳は「お肌《はだ》の曲がり角」といわれ、以降、若さは下降線をたどります。二十歳までのツケが後になって出てくるのです。十歳までに多く太陽に当たった人は、将来皮《ひ》

膚《ふ》がんになりやすいというデータもあります。

小学校時代は公園や野山を駆《か》け回《まわ》り、中学高校はスポーツに興じる。夏休み明けに誰《だれ》がいちばん焼けたか「黒んぼ大会」なるものもありました。欧米《おうべい》では子どもの頃《ころ》からの日焼け止めが常識とされていますが、日本では日焼け対策がまだまだ後《おく》れているのではないでしょうか。

シミの来院者の過去を尋《たず》ねてみると、「帽子《ぼうし》もかぶらずセミ取りをしていた」「炎天《えんてん》下《か》で何時間もテニスの練習していた」など、アウトドア派やアスリートがほとんどです。

紫外線対策《しがいせんたいさく》は、「できるだけ早く」が原則です。大人は紫外線《しがいせん》ダメージの回復が遅《おそ》いだけではなく、取り返しのつかないことになります。たった一日、海で焼いたため、肩《かた》から背中にシミができたという「ひと夏の過《あやま》ち」があります。

「今年は焼かない」という化粧品《けしょうひん》会社のキャッチコピーがありましたが、「今年も焼かない」と言いたいです。

4 皮膚の構造・お肌の仕組みABC

皮膚《ひふ》は表面から表皮《ひょうひ》、真皮《しんぴ》があり、その下に皮下脂肪《ひかしぼう》があります。表皮《ひょうひ》と真皮《しんぴ》を皮《ひ》膚《ふ》といい、それぞれ役割が異なります。

♣表皮――最前線で戦う番人

表皮《ひょうひ》は厚《あつ》さわずか〇・一～〇・二ミリ（コピー用紙一、二枚の厚さ）の薄《うす》い膜《まく》のような物ですが、その働きは絶大です。ばい菌《きん》やアレルゲン（アレルギーを起こす元）などの侵入《しんにゅう》を防ぎ、水分など、体に必要な物を逃《に》がさない、バリアとしての役割を担《にな》っています。

表皮《ひょうひ》の細胞《さいぼう》は四～六週間でその一生を終えますが、どこで生まれ、どこへ去っていくのでしょうか。

表皮《ひょうひ》は四つの層からできています。いちばん下は基底層《きていそう》といって、基底細胞《きていさいぼう》が並んでいる層があります。基底細胞《きていさいぼう》の役割は仲間を増やすことであり、他の表皮細胞《ひょうひさいぼう》を生み出す母親の細胞《さいぼう》といえます。一つの基底《きてい》細胞《さいぼう》が分裂《ぶんれつ》して二つになり、その一つは上の層（有棘層《ゆうしそう》）に押《お》しやられます。その繰《く》り返《かえ》しにより、次々と作られた表皮細胞《ひょうひさいぼう》は皮膚《ひふ》の表面に向かって移動していきます。

細胞《さいぼう》が皮膚《ひふ》の表面に近づくと、顆粒層《かりゅうそう》で大きく平べったくなります。角質層《かくしつそう》では遺伝子情報の詰《つ》まった核《かく》が突然《とつぜん》消え、細胞《さいぼう》としては死んでしまいます。しかし、角質層《かくしつそう》が最も重要なバリア機能を持っており、まさに「虎《とら》は死して皮を残す」（死後に功績

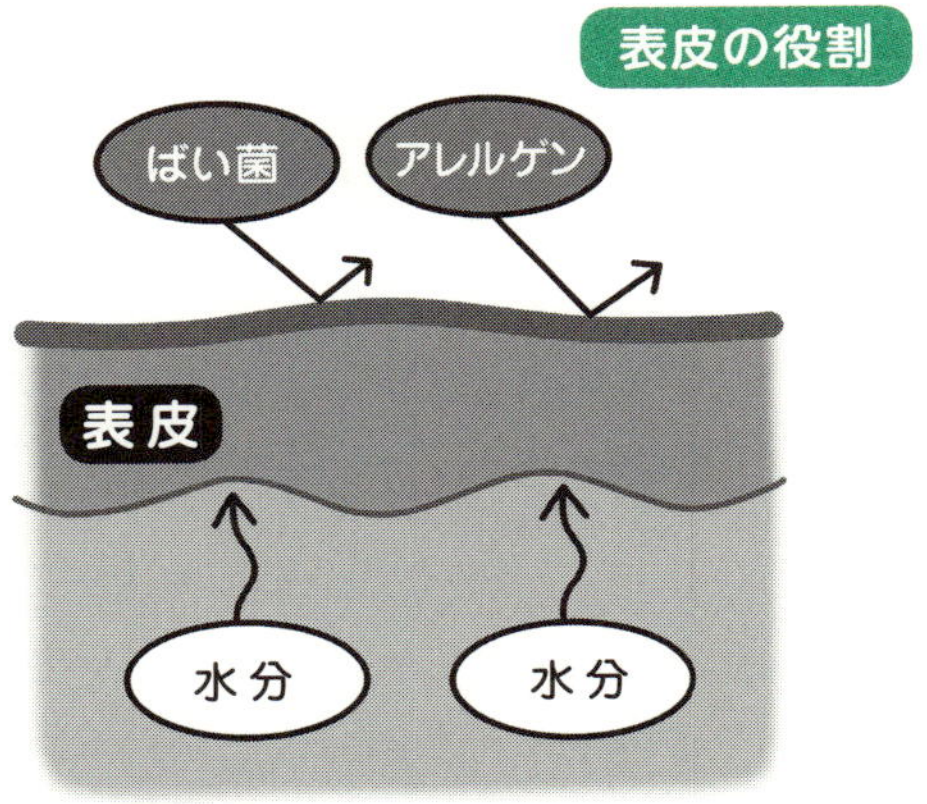

ばい菌やアレルゲンの侵入を防ぎ、水分を逃さない

が残ること）です。最後はあかとなって落ち、四～六週間の短い一生の幕を閉じます。

表皮《ひょうひ》はいちばん外側で人体を守ってくれる番人です。絶えず最前線で戦っているため負傷が激しく、盛《さか》んな入れ代わりが必要なのです。

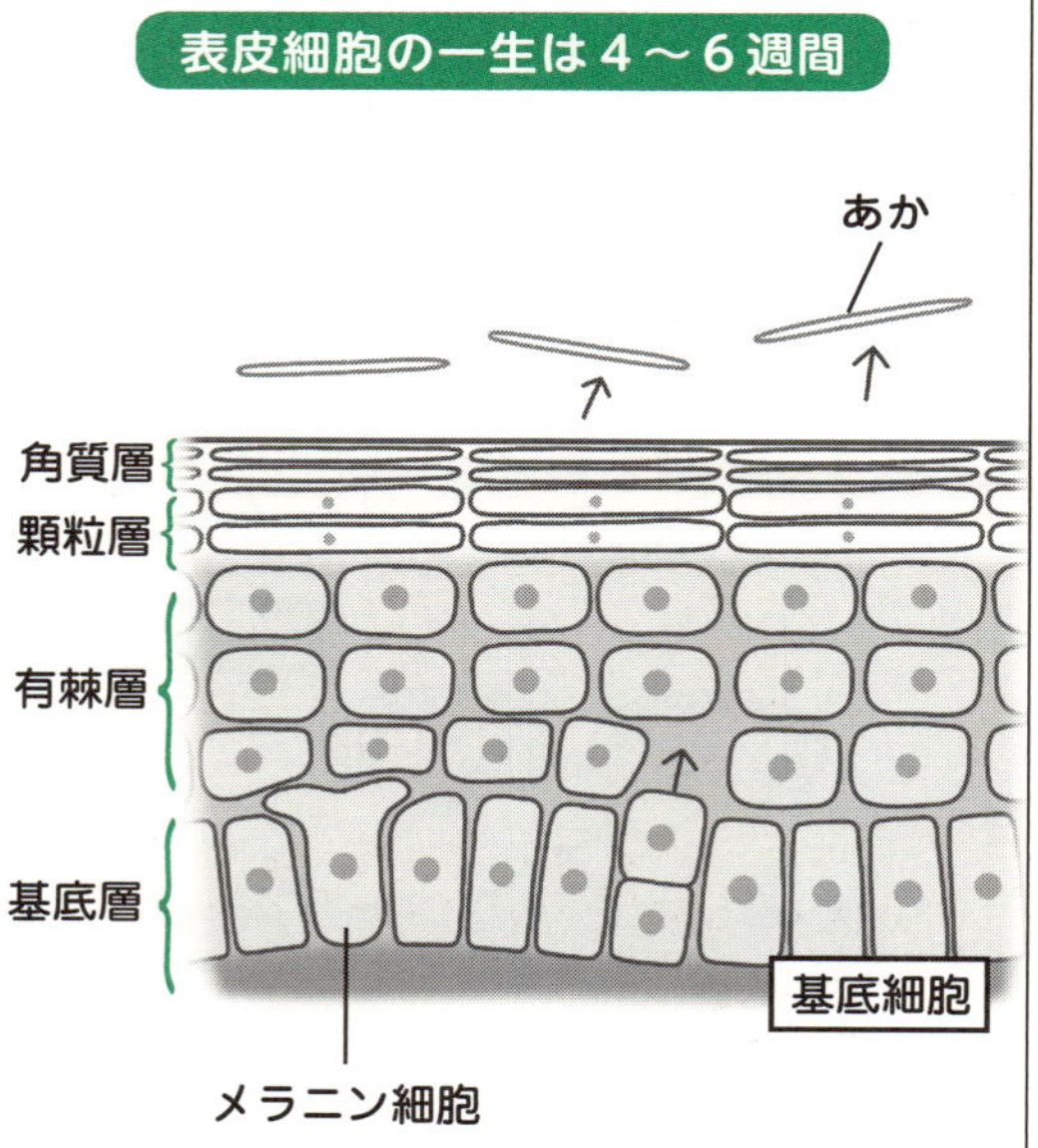

基底細胞が細胞分裂して有棘層へ押しやられ、皮膚の表皮に近づくと平べったくなり、最後はあかとなって落ちていく

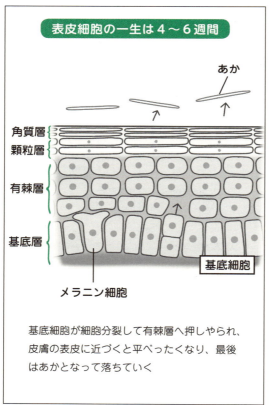

♣メラニン細胞――紫外線の攻撃から守る天然の日傘

表皮《ひょうひ》の基底層《きていそう》には基底細胞《きていさいぼう》以外にメラニン細胞《さいぼう》が点在しています。他の表皮細胞《ひょうひさいぼう》と独立した細胞《さいぼう》であり、「居候《いそうろう》」とでもいいましょうか。

メラニン細胞《さいぼう》の仕事は、メラニン色素《しきそ》を作って、周りの表皮細胞《ひょうひさいぼう》にせっせと分け与《わあた》えることです。黒人と白人と黄色人種、その肌《はだ》の色の違《ちが》いは、メラニン色素《しきそ》の種類と量の違《ちが》いからきています。

夏に肌《はだ》が黒くなるのは、紫外線《しがいせん》によってメラニン細胞《さいぼう》のスイッチがオンになり、メラニン色素《しきそ》を作るようになるからです。メラニン細胞《さいぼう》の働きが不適切になると、その部分の色が濃《こ》くなり、シミになるのです。

シミの犯人はメラニン細胞《さいぼう》だったのです。

「シミの元になるメラニン細胞《さいぼう》なんか、いらないじゃん」と思われるでしょう。

表皮《ひょうひ》でいちばん大切な細胞《さいぼう》は基底細胞《きていさいぼう》です。基底細胞《きていさいぼう》が他の細胞《さいぼう》を作り出している「母なる細胞《さいぼう》」であることは前述しました。身代わりの効かない基底細胞《きていさいぼう》を、紫外線《しがいせん》

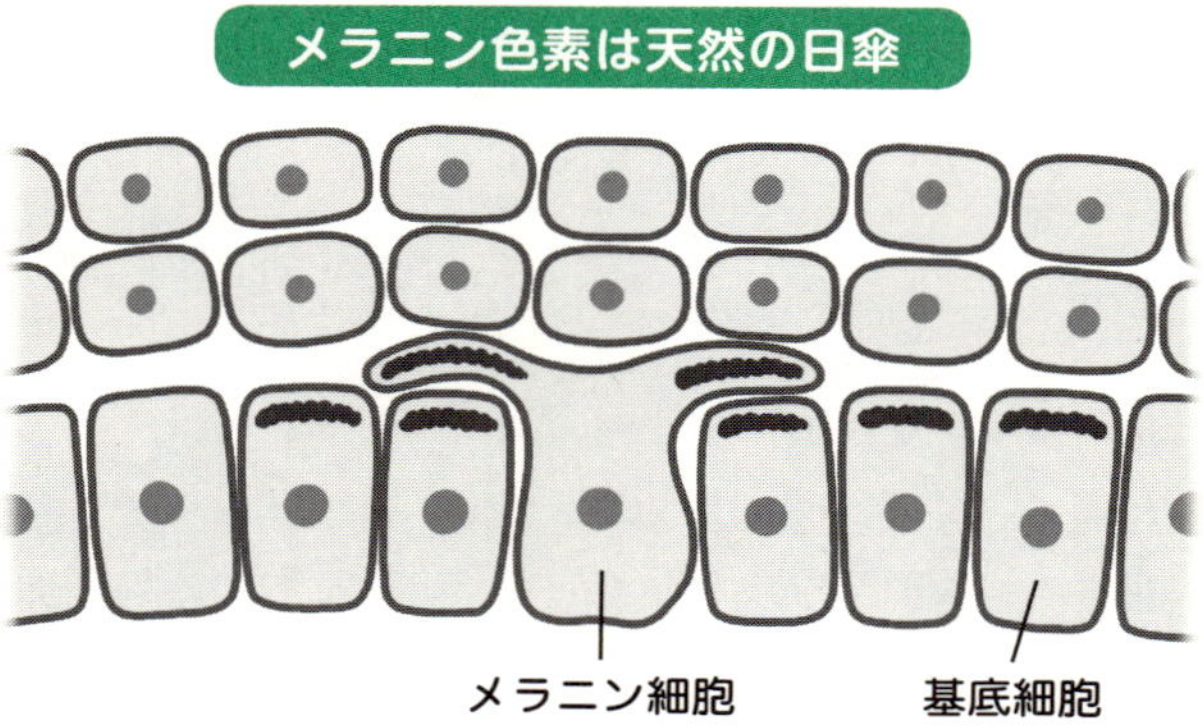

基底細胞は、メラニン細胞が作ったメラニン色素を受け取り、紫外線から身を守る

攻撃《こうげき》から守っているのがメラニン色素《しきそ》です。

メラニン細胞《さいぼう》は、せっせと色素《しきそ》を作って、基底細胞《きていさいぼう》に分《わ》け与《あた》えます。そのメラニン色《しき》素《そ》が「天然の日傘《ひがさ》」となって、紫外線《しがいせん》をシャットアウトしているのです。

「メラニン細胞《さいぼう》はいらない」とはとんでもない。夏に肌《はだ》が黒くなるのは、皮膚《ひふ》にとって必要なことなのです。

「春先の太陽は危険」といわれるのは、メラニン色素《しきそ》が少ない肌《はだ》に紫外線《しがいせん》が当たり、基底細胞《きていさいぼう》が強く傷つくからです。

♣真皮——肌のハリと弾力を保つ

真皮《しんぴ》は膠原線維《こうげんせんい》、弾性線維《だんせいせんい》からできています。ベッドにも、鉄製のコイルが入っている物もあれば、スポンジ製の物もあります。ベッドのコイルが弾性線維《だんせいせんい》であり、スポンジが膠原線維《こうげんせんい》に相当するとイメージしてください。

ベッドやソファーは、柔《やわ》らかさと弾力《だんりょく》を兼《か》ね備《そな》えていないと心地《ここち》よくありません。表皮《ひょうひ》の役割は「バリア機能」ですが、真皮《しんぴ》の働きは、表皮《ひょうひ》を裏打ちし、ハリと弾力《だんりょく》を保つことです。

ソファーも古くなると弾力《だんりょく》がなくなるように、お肌《はだ》も老化するとハリがなくなり、緩《ゆる》んでくるのです。

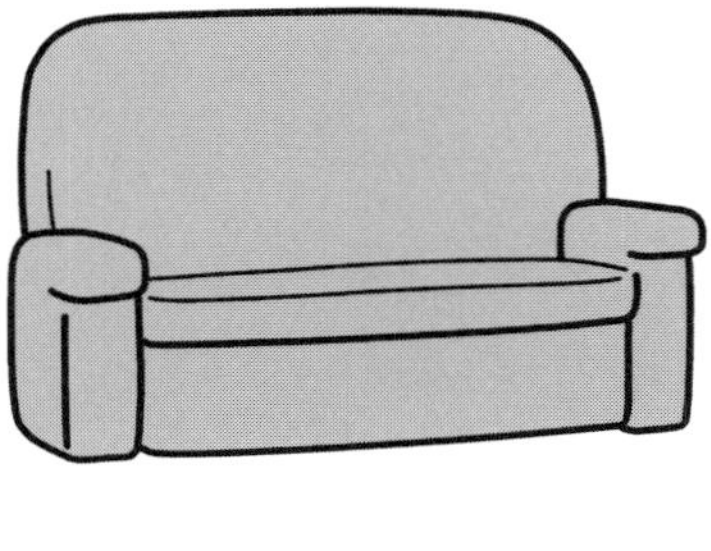

5 紫外線が肌に与える深刻なダメージ

紫外線《しがいせん》は、波長の違《ちが》いによりUVAとUVBに分かれます。紫外線《しがいせん》の影響《えいきょう》で皮膚《ひふ》に何が起こるのでしょうか。

UVAによってメラニン細胞《さいぼう》が活動を開始し、色素《しきそ》を作ります。メラニン色素《しきそ》が増えることで肌《はだ》が黒くなっていきます。若い時は色むらなく小麦色に日焼けし、秋以降は元のお肌《はだ》に戻《もど》ります。見た目、元通りになるので、紫外線《しがいせん》の恐《おそ》ろしさが分からないのです。異変に気づくのは、お肌《はだ》の曲がり角の二十五歳を過ぎた頃《ころ》からです。

メラニン細胞《さいぼう》も年を取るのでしょうね。正しく働かなくなるのです。色むらができたり、一部分だけが黒くなったり、秋を過ぎても色素がそのままだったり。これがシミ、くすみです。またUVAが真皮《しんぴ》に届くと、膠原線維《こうげんせんい》と弾性線維《だんせいせんい》が正しく作られな

紫外線が肌に与えるダメージ

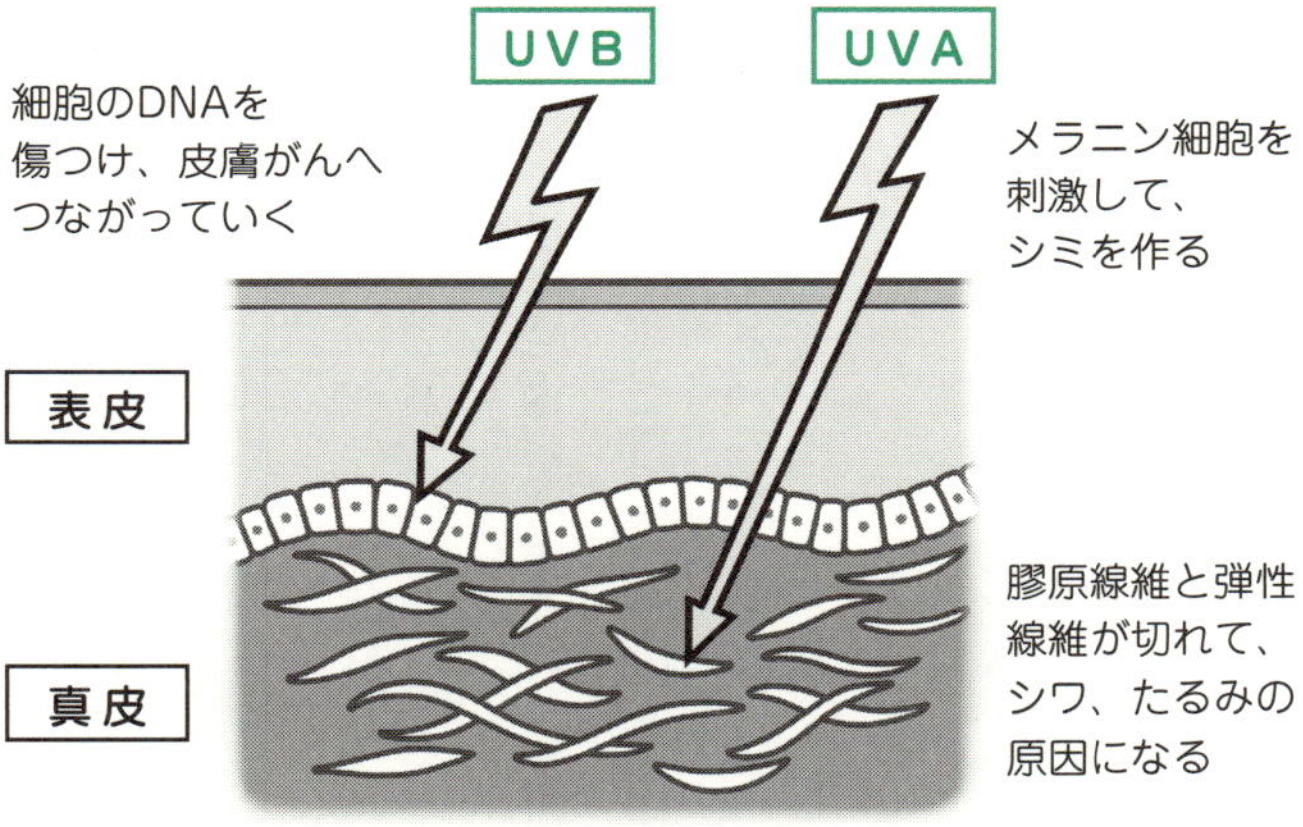

くなり、ブチブチに切れ、皮膚《ひふ》のハリがなくなってしまいます。これがシワです。げに恐《おそ》ろしき。「ぷるんぷるんのゆで卵」が、「シワシワの梅干し」になってしまうのです。

UVBは、細胞《さいぼう》のDNAを傷つけます。細《さい》胞《ぼう》には傷ついたDNAを元通りにする仕組みが備わっており、事なきを得ています。しかし、繰《く》り返《かえ》される傷は、「直し屋」をもってしても、直せなかったり、間違《まちが》って直してしまったりすることになります。この蓄積《ちくせき》が、皮膚《ひふ》がんへとつながっていくのです。

つまり、UVAは老化を、UVBはがんをもたらします。

6 太陽と上手につきあう紫外線対策

「やみにかくれて生きる♪」（「妖怪人間ベム」作詞・第一動画文芸部）

紫外線《しがいせん》を確実に避《さ》ける方法は、「外出しない」ことです。

確かに太陽に当たらなければ光老化《ひかりろうか》はしませんが、妖怪人間《ようかいにんげん》でない限り無理な話です。ベム（主人公）もお日さまが恋《こい》しいのでしょう。「早く人間になりた〜い」と叫《さけ》んでいます。

人間は古来より、太陽と活動をともにしてきました。太陽の光は、私に活力と解放感をもたらしてくれます。

しっかりと紫外線対策《しがいせんたいさく》をして、お日さまと仲良くつきあっていきましょう。

♣曇りの日も油断しないで

紫外線《しがいせん》は四月から九月（特に六〜八月）に強く、夏は冬の四、五倍も強烈《きょうれつ》です。

曇《くも》っているからといって、油断できません。晴れの紫外線《しがいせん》を十とすると、曇《くも》りは五、

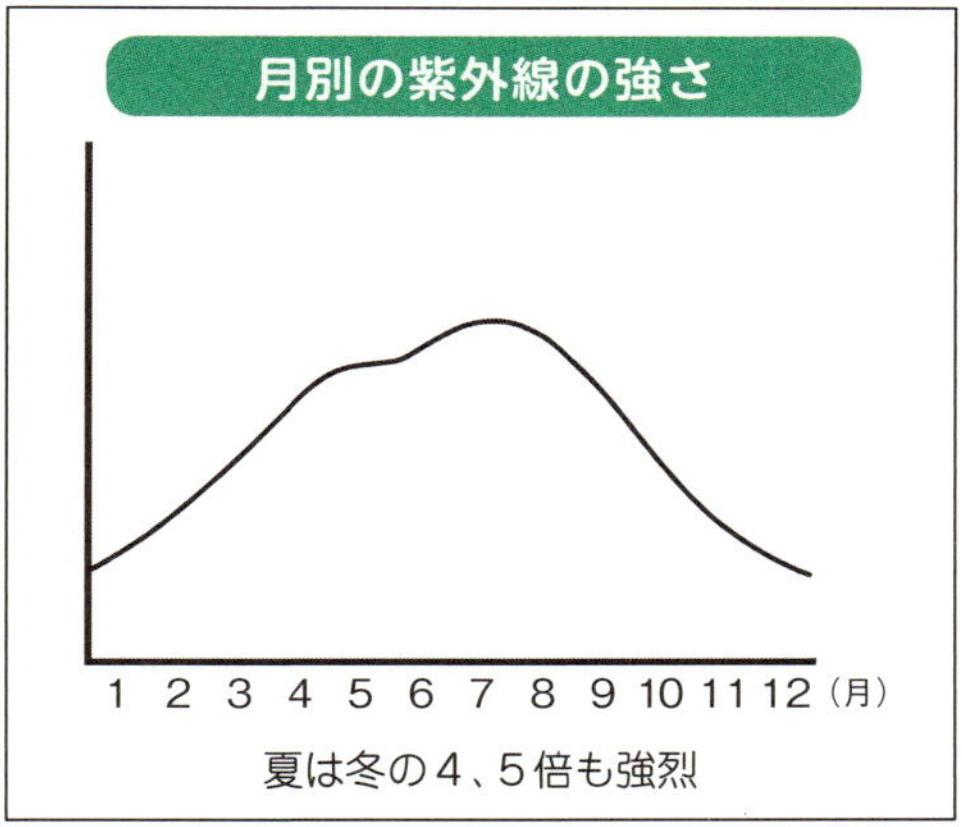

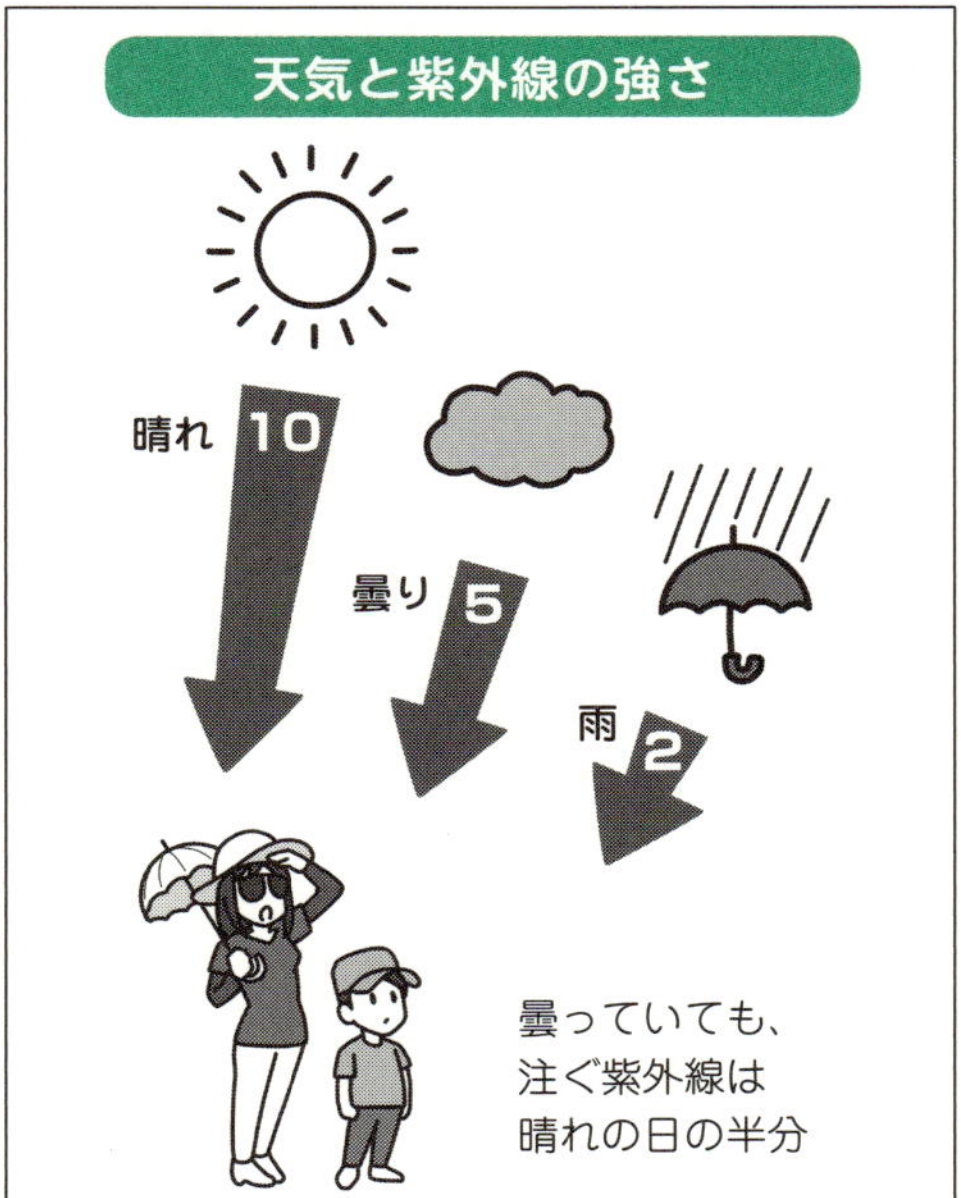
天気と紫外線の強さ
晴れ 10
曇り 5
雨 2
曇っていても、
注ぐ紫外線は
晴れの日の半分

雨の日でも二の強さがあります。曇《くも》りの日の一時間の無防備な作業は、炎天下《えんてんか》で三十分、じりじりと焼いたのに相当します。

♣シーンに合わせて日焼け止めを選びましょう

紫外線対策《しがいせんたいさく》で、まず思いつくのが日焼け止めです。日焼け止めの効果を表示したものがPAとSPFです。

PAは、紫外線《しがいせん》UVAを遮《さえぎ》る強さを示し、「PA＋」～「PA＋＋＋＋」の四段階で表示されています。「＋」が多いほど遮断効果《しゃだんこうか》は強くなります。

SPFは、紫外線《しがいせん》UVBを遮《さえぎ》る強さを示し、五十までの数字で表示されています(五十以上は50＋)。

性能の高い日焼け止めを使うに越《こ》したことはありませんが、強い日焼け止めほど、「塗《ぬ》ったら白くなる」「クレンジングでないと落とせない」などの煩《わずら》わしさを伴《ともな》います。

「日々使う物」と、年に数回の「勝負の時、使う物」に分けて選ぶのがコツです。

「日々使う物」は、性能の強さよりも使いやすさを優先します。日常生活では「PA++」、「SPF20」程度でじゅうぶんです。「さらっとしている」「塗《ぬ》って白くならない」「せっけんで落とせる」製品が、使い勝手がよいです。子どもや男性は地肌《じはだ》が黒いため、塗《ぬ》るとピエロのように白くなる物は適しません。

海や登山などのレジャー、スキー、スポーツ大会など、「勝負の時」には最高に強い物を、分厚く塗《ぬ》りましょう。

PAやSPFの評価は、しっかり塗《ぬ》った時の測定値であり、塗《ぬ》る量が半分だと効果も半減します。勝負の時は、ピエロやちんどん屋になってもしかたがないと割り切りましょう。

顔だけでなく、首、腕《うで》、手の甲《こう》にも塗《ぬ》りましょう。首のシワや手の甲《こう》のシミは、特に年齢《ねんれい》を感じさせますからね。

■紫外線を遮る強さ

PA（UVAをカット）	＋	＋＋	＋＋＋	＋＋＋＋	
SPF（UVBをカット）	10	20	30	40	50

日々使う物はPA++、SPF20程度でじゅうぶん

♣サングラスは色がついていない物を

日光は上からだけでなく、横からも下からもやってきます。木陰《こかげ》で直射日光に当たらなくても、横からと、地面の照り返しにより、直射の半分の紫外線《しがいせん》を受けています。日焼け止めにプラスして、第二、第三の防御策《ぼうぎょさく》が必要です。

まずは帽子《ぼうし》が大事です。つばが長い物ほど効果があります。前だけにしかつばがない帽子《ぼうし》では、横からの日光は防げません。帽子《ぼうし》をぐるっと囲んでつばのある物や、横や後ろに垂れのついた帽子《ぼうし》がオススメです。

帽子《ぼうし》以外にも、日傘《ひがさ》を差し、腕《うで》カバーや手袋《てぶくろ》で露出部《ろしゅつぶ》をガードしましょう。ひじまである長い手袋《てぶくろ》もあります。

無視できないのは運転中の、手の甲《こう》に当たる紫外線《しがいせん》です。運転中の綿手袋《めんてぶくろ》は欠かせません。手袋《てぶくろ》がない場合、ハンドルは八時二十分です。

「八時二十分？？？」

時間のことではありません。自動車教習所で、ハンドルに手を添《そ》える位置を、時計《とけい》の針になぞらえて十時十分と教わりました。この位置では手の甲《こう》にシミができます。八時二十分の位置だと、受ける紫外線《しがいせん》をぐっと減らせます。六時三十分が最も日光の当たらない位置ですが、事故を起こしますのでやめてください。

夏はサングラスも必需品《ひつじゅひん》です。目の老化防止になることはいうまでもありませんが、シミの予防にもなります。目から入る紫外線《しがいせん》によって、皮膚《ひふ》のメラニン細胞《さいぼう》が色素を作れと命令するからです。サングラスは色のついていないUVカットの物を選んでください。濃《こ》い色のサングラスは瞳孔《どうこう》が開き、より多い紫外線《しがいせん》が目に入るからです。

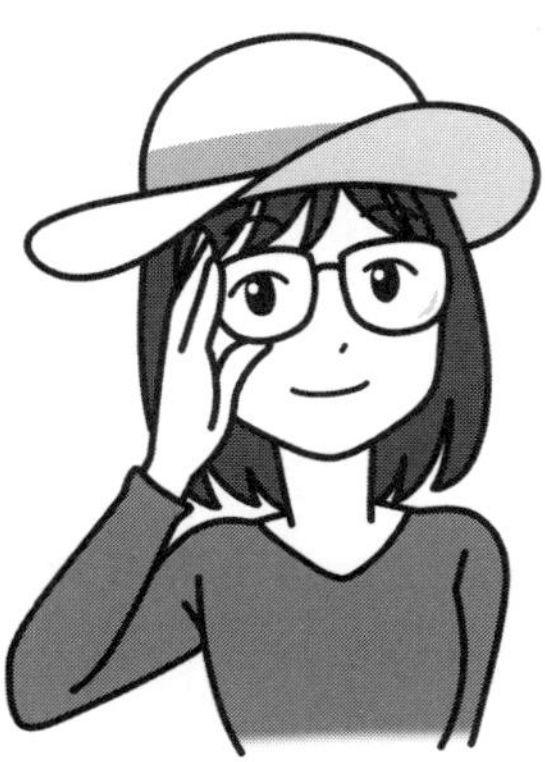

♣横から直撃する朝日に注意！

井戸端会議《いどばたかいぎ》での位置取りも重要です。朝、ゴミ出しに行ったら近所の人とばったり出くわし、五分のつもりが三十分も長話。よくあることです。朝日が横から三十分も顔を直撃《ちょくげき》していたら大変です。

世間では「おてんとうさまに背を向けるようなことはしてはならない」といわれますが、ケース・バイ・ケースです。何気なく、太陽を背にした位置を確保しましょう。話の途中《とちゅう》でジリジリ移動していては不自然です。「あ～ら奥《おく》さま」と話しかけられた最初の位置取りが肝心《かんじん》です。

ただ、相手もこの本を読んでいたら……。おそらく無言の駆《か》け引《ひ》きが繰《く》り広《ひろ》げられることでしょう。

7

できてしまったシミ対策

「こんな所にシミが～。昔はなかったのに」

シミで受診《じゅしん》する人の必ずといっていいほどの言葉が、「昔はなかった」です。信じていた己《おの》が美肌《びはだ》に裏切られ、人生初の体験に、まさに初苦（ショック）です。

「見てください。ここですぅ……」

人生の汚点《おてん》を発見したような面持《おもも》ちであり、消しゴムで消せるのなら、今にもこすりそうな勢いです。

シミは、メラニン細胞《さいぼう》の過《あやま》ちによってできるということは前述しました。今までキチンと働いていたメラニン細胞《さいぼう》ですが、作らなくてもよい所に色素《しきそ》を作ってしまったのです。人は年を取ると、物忘れが激しくなったり、過《あやま》ちが多くなったりします。それは細胞《さいぼう》レベルでも同じことです。メラニン細胞《さいぼう》君にとっても、「今までなかったショックなこと」なのです。

シミといいましても、大きく分けて二つあります。「老人性色素斑《ろうじんせいしきそはん》」と「肝斑《かんぱん》」です。

♣丸いシミにはレーザーが効く

老人性色素斑《ろうじんせいしきそはん》とは、頬《ほお》やこめかみにできる、丸いシミのことです。手の甲《こう》や肩《かた》にできることもあります。一般《いっぱん》に、シミというと「老人《ろうじん》性色素斑《せいしきそはん》」を指します。

患者《かんじゃ》さんに「老人性《ろうじんせい》○○○」と病名を告げると「失礼な」と嫌悪感《けんおかん》をあらわにしますので、「紫外線《しがいせん》によるシミ」と説明しています。

できちゃったシミは、どうすれば消えるのか。

老人性色素斑

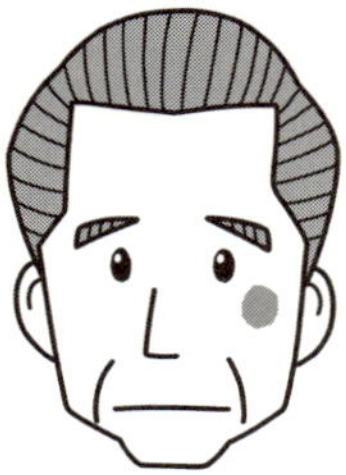

頬やこめかみにできる
丸いシミ

レーザー治療《ちりょう》がダントツです。後述の塗《ぬ》り薬《ぐすり》と比べても、その効果は比較《ひかく》になりません。

シミのレーザー治療《ちりょう》は、皮膚科等《ひふかとう》の医療機関《いりょうきかん》で受けることができ、その施設数《しせつすう》は増えてきました。シミに有効なレーザーはQスイッチのルビーレーザーと、アレキサンドライトレーザーであり、ホームページや電話で確認できます。

保険は効きません。料金は施設《しせつ》により差がありますが、その差はどこからくるのでしょうか。レーザー機器の価格や人件費を加味し、そこから逆算して治療《ちりょう》の料金が設定されます。シミが取れるかどうかと、料金は比例しません。つまり、高額だからキレイになれるとは限らないのです。

レーザー治療《ちりょう》は、シミに照準を合わせて、足でスイッチを踏《ふ》むだけです。「あの先生は腕《うで》がいいから」と言われますが、「腕《うで》」ではなく「足技」なのです。基本、誰《だれ》が踏《ふ》んでも効果は同じです。ということは、シミのレーザー治療《ちりょう》は「安いほうが得」というのが私の独り言です。

「一円玉くらいの大きさのシミでいくらですか？」と尋《たず》ねて比較《ひかく》するのも一法です。治療《ちりょう》は、紫外線《しがいせん》の強い夏の時期は避《さ》けたほうがよいでしょう。また、後に述べる肝斑《かんぱん》にはレーザーは効きません。

♣効果抜群の美白剤があります

「レーザー治療《ちりょう》まではちょっと……。自宅でできることはないの？」

「『これを塗《ぬ》ればシミが取れる！』という広告は本当なの？」

切実な疑問です。

ビタミンC、ビタミンE、アルブチン、アゼライン酸、レチノイン酸、コウジ酸、甘草《かんぞう》エキス……。どれも美白の有効性が示されていますが、中でも頭一つ出ているのがハイドロキノンという塗《ぬ》り薬《ぐすり》です。これに勝《まさ》る美白剤《びはくざい》はないでしょう。

法律の問題上、薬局で求めることはできませんが、専門のクリニックやネット通販《つうはん》で入手することができます。十人に一人ほど、塗《ぬ》って赤くなるという副作用がありますが、比較的《ひかくてき》安全な薬といえます。

美白をうたった商品の広告は、インターネットや週刊誌、新聞に舞《ま》っていますが、数千円の物から数万円する物まで、さまざまです。要は費用対効果です。三千円程度の物で、じゅうぶんいけると思いますし、効かなくてもショックが少なくて済みます。

♣こんなスキンケアがシミを濃くする

もう一つのシミが「肝斑《かんぱん》」です。名に反して肝臓《かんぞう》とは関係ありません。主に頬《ほお》の骨に沿って出てくる、くすんだようなシミが肝斑《かんぱん》です。老《ろう》人性色素斑《じんせいしきそはん》との違《ちが》いは、左右対称《さゆうたいしょう》にできることです。

肝斑《かんぱん》の原因は指と骨です。

「ゆび？」「ほね？」

肝斑

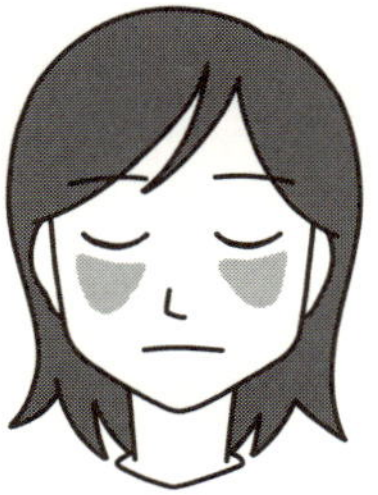

頬の骨に沿って左右対称にできるシミ

首をかしげることでしょう。

洗顔や化粧《けしょう》のスキンケアは「指」で行います。頬《ほお》の「骨」の出っ張っている所は強くこすれ、その刺激《しげき》で肝斑《かんぱん》ができるのです。

肝斑《かんぱん》の原因は、①こすれる刺激《しげき》、②紫外線《しがいせん》、③女性ホルモン、妊娠《にんしん》、④薬（避妊薬《ひにんやく》、けいれんの薬）です。

「お肌《はだ》のお手入れには自信があります」

そんな人に日常のスキンケアを尋《たず》ねてみると、「化粧水《けしょうすい》をじゅうぶんかけてパンパンとたたいてしみ込《こ》ませるの。それから乳液を左右五十回ずつ、マッサージしながら塗《ぬ》るのね。その上から保湿《ほしつ》クリームを丹念《たんねん》に隅々《すみずみ》まで擦《す》り込《こ》んで、それから美容液のパックを二十分……、それからファンデーションを……、それから……」

こんな人の場合、指による刺激《しげき》が危惧《きぐ》されます。摩擦刺激《まさつしげき》により、メラニン色素《しきそ》がたくさん作られ、肌《はだ》が黒ずんできます。せっせと苦労して皮膚《ひふ》を傷《いた》めているのです。まさに「労多くして、功少なし」「骨折り損のくたびれお肌《はだ》」です。

「私は無頓着《むとんちゃく》で、化粧水《けしょうすい》しかつけていないの」という人がキレイだったりするのは、この理由からうなずけます。

♣お肌をシミから守る三原則

面白い実験データがあります。三十五歳から五十九歳の女性十九名を対象に、次のような試みを行いました。

顔の右半分に化粧水《けしょうすい》、乳液、クリーム、美容液を計四十回以上、こするようになじませました。左半分にはオールインワン美容液（化粧水《けしょうすい》、乳液、クリーム、美容液が一つになった物）を優《やさ》しくなじませました。それを一カ月続けたところ、キメ、たるみ、老《ふ》け顔《がお》、肌水分量《はだすいぶんりょう》の全てにおいて、歴然とした差を認めました。

もちろん、オールインワンの勝利です。

この教訓から学ぶことは、「顔に塗《ぬ》る物はできるだけ少なく」です。オールインワンの化粧品《けしょうひん》はこの点、理にかなっています。さらに、「たたかない、こすらない、擦《す》り込《こ》まない」の三原則も重要です。高価な化粧品《けしょうひん》ほど思い入れも強く、「一万円もしたのよ。どうかお肌《はだ》にしみ込《こ》んでちょうだい！」と念じて、パンパンとたたいたり、擦《す》り込《こ》んだりしがちです。

「○○をしないから」シミになるのではなく、「しすぎるから」シミになるのです。

♣肝斑に効くのはのみ薬

肝斑《かんぱん》は老人性色素斑《ろうじんせいしきそはん》と異なり、のみ薬が効きます。トラネキサム酸という成分の入った薬が市販《しはん》されており、一、二カ月で効果を現します。併用《へいよう》して前述のハイドロキノンを塗《ぬ》れば、バッチリです。

紫外線《しがいせん》の影響《えいきょう》を受ける肝斑《かんぱん》は、春先から濃《こ》くなり、冬は色をひそめます。四～十月に、重点的な治療《ちりょう》をしましょう。

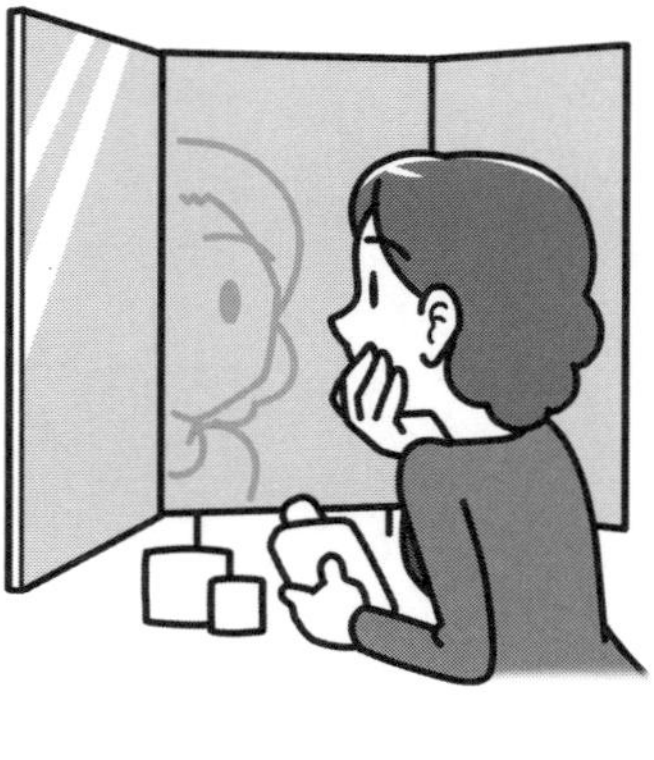

8 基礎化粧品選びのアドバイス

「化粧品《けしょうひん》はどんな物を使えばいいですか?」

よく受ける質問です。最近のはやり成分は、「セラミド」「アルブチン」「レチノール」「アスタキサンチン」ですが、医学書によると、どれも保湿《ほしつ》や抗酸化《こうさんか》に有効な成分です。各化粧品《けしょうひん》メーカーが研究開発にしのぎを削《けず》っており、どのメーカーの何という製品がいちばんよいか、正直いって分かりません。

有効成分もさりながら、その濃度《のうど》も重要です。医療機関《いりょうきかん》しか取《と》り扱《あつか》っていない化粧《けしょう》品《ひん》があります。化粧品会社《けしょうひんがいしゃ》が、安全性を考えて、医療機関《いりょうきかん》にしか卸《おろ》さない物もあります。

レチノールやレチノイン酸は、小ジワ改善など、若返り作用のある物質ですが、含《がん》有濃度《ゆうのうど》によって効果が異なります。高濃度《こうのうど》だと効果は高い反面、カサカサになるなどの副作用が出ます。医療機関《いりょうきかん》では濃度《のうど》の調節、アフターケアなど細かなケアができるため、高濃度《こうのうど》の物を扱《あつか》っています。市販《しはん》だと、トラブル回避《かいひ》のため、低濃度《ていのうど》の物しかありません。

「高リスク、高リターン」「低リスク、低リターン」は世の常です。ワンランク上の化粧品《けしょうひん》を求めるなら、医療機関《いりょうきかん》の門をたたくのも一法でしょう。

化粧品《けしょうひん》の価格差は、開発費用と、コマーシャル女優のギャラの差ではないかと思います。病院にセールスに来る化粧品会社《けしょうひんがいしゃ》の人に、売れるコツを尋《たず》ねてみると、「病院の先生が薦《すす》めるといちばん売れるンです」と正直に答えてくれました。売れ行きの差は、製品効果の差よりも、宣伝効果の差によるのでは、と思ってしまいます。

どの化粧品《けしょうひん》かの前に、使い方が大事ではないでしょうか。前述しました「オールインワン化粧品《けしょうひん》」「たたかない、こすらない、擦《す》り込《こ》まない」はその例ですが、塗《ぬ》る量も大事です。

安価な化粧水《けしょうすい》をバシャバシャ使うのと、高価な物をチビチビ使うのとでは、どちらがいいのか。理想は「高級品をバシャバシャ」ですが、財布《さいふ》が許しません。二者択一《にしゃたくいつ》となると、安い物をたっぷりでしょう。化粧《けしょう》の目的の大きな柱の一つが保湿《ほしつ》です。乾燥《かんそう》したお肌《はだ》を潤《うるお》すには、ある程度の量が必要です。化粧水《けしょうすい》や乳液は、たっぷり使いたいですよね。

♣皮膚科医お勧めのクレンジング法

化粧《けしょう》は落とすのも一苦労です。

「まずクレンジングで油の化粧《けしょう》を浮《う》かせて取って、それから洗顔クリームで皮膚《ひふ》の汚《よご》れを落とします。化粧《けしょう》を落としたあと、お肌《はだ》が乾燥《かんそう》するから化粧水《けしょうすい》を塗《ぬ》って、保湿《ほしつ》クリームを塗《ぬ》って……」という方も多いのではないでしょうか。

お肌《はだ》は「つきたての餅《もち》」のように、優《やさ》しく扱《あつか》いましょう。洗顔料は大きな泡《あわ》を作って、指が肌《はだ》に触《ふ》れずにすべるイメージで、泡洗顔《あわせんがん》をしましょう。押《お》せば泡《あわ》になって出てくる洗顔料が使いやすいです。

ふき取り式のクレンジングで、こすって化粧《けしょう》を落とすのはいただけません。また、油っぽいクレンジングは皮膚《ひふ》への刺激《しげき》が強いため、クリームのクレンジングがオススメです。その際、クレンジングの量が少ないと摩擦《まさつ》が強くなるので、ケチらずたっぷりつけましょう。

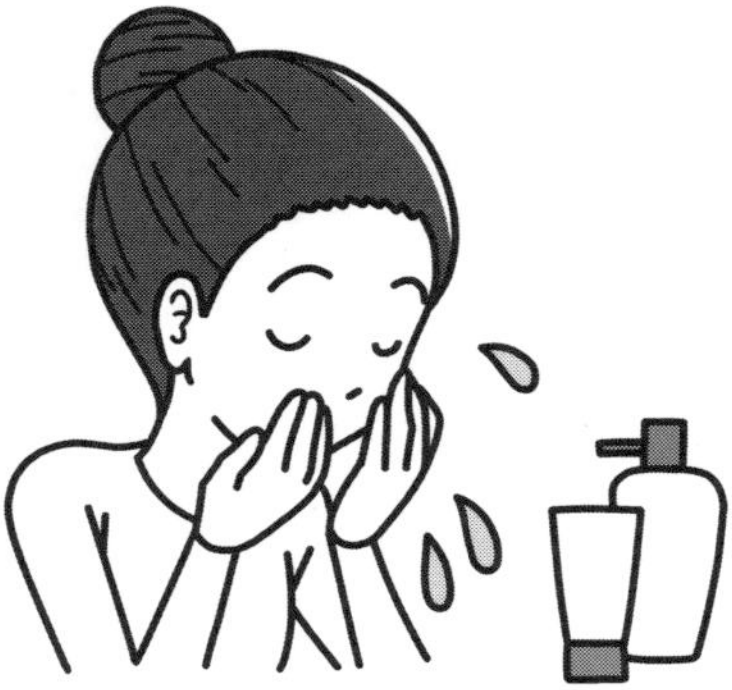

9 シワ対策は日頃の心掛けから

シミと並んで、できてショック！はシワです。手で伸《の》ばしてはみるものの、一時的には消えますが、手を離《はな》すと元のシワに。

「頬《ほお》づえをついていたら、あとがついた」

「昼寝《ひるね》の枕《まくら》のあとが取れない」

今までの人生でなかったことばかり。「婆《ばば》」という字は「女」の上に「波」と書きます。寄る年波には勝てず、顔にタテ波、ヨコ波ができることから、「婆《ばば》」の字が生まれたといわれます。「シワが伸《の》びるアイロンはないかしら」と、ドラえもんのポケットを探したくなるでしょう。

シワもいろいろです。額のシワ、眉間《みけん》のシワ。目尻《めじり》のシワは俗《ぞく》に「カラスの足跡《あしあと》」

といわれます。目頭から頬《ほお》を斜《なな》めに横切るシワは、ゴルゴラインというそうです。漫画《まんが》『ゴルゴ13』の主人公の顔に由来しています。頬《ほお》と口元を分けるシワがほうれい線。あごに縦に伸《の》びるのがマリオネット線です。人形の口を動かすのに必要な切れ目からのネーミングです。

なぜシワができるのか。最大の原因は紫外線《しがいせん》ですが、それに次ぐのが「加齢《かれい》」と「乾燥《かんそう》」です。光老化《ひかりろうか》と重ねた年齢《ねんれい》により、真皮《しんぴ》の弾力《だんりょく》を保つ線維《せんい》の量と質が衰《おとろ》え、シワができます。さらに皮膚《ひふ》を支えていた筋肉も弱り、たるみを生じるのです。

表皮《ひょうひ》の乾燥《かんそう》によってできる細かい「ちりめんジワ」も無視できません。

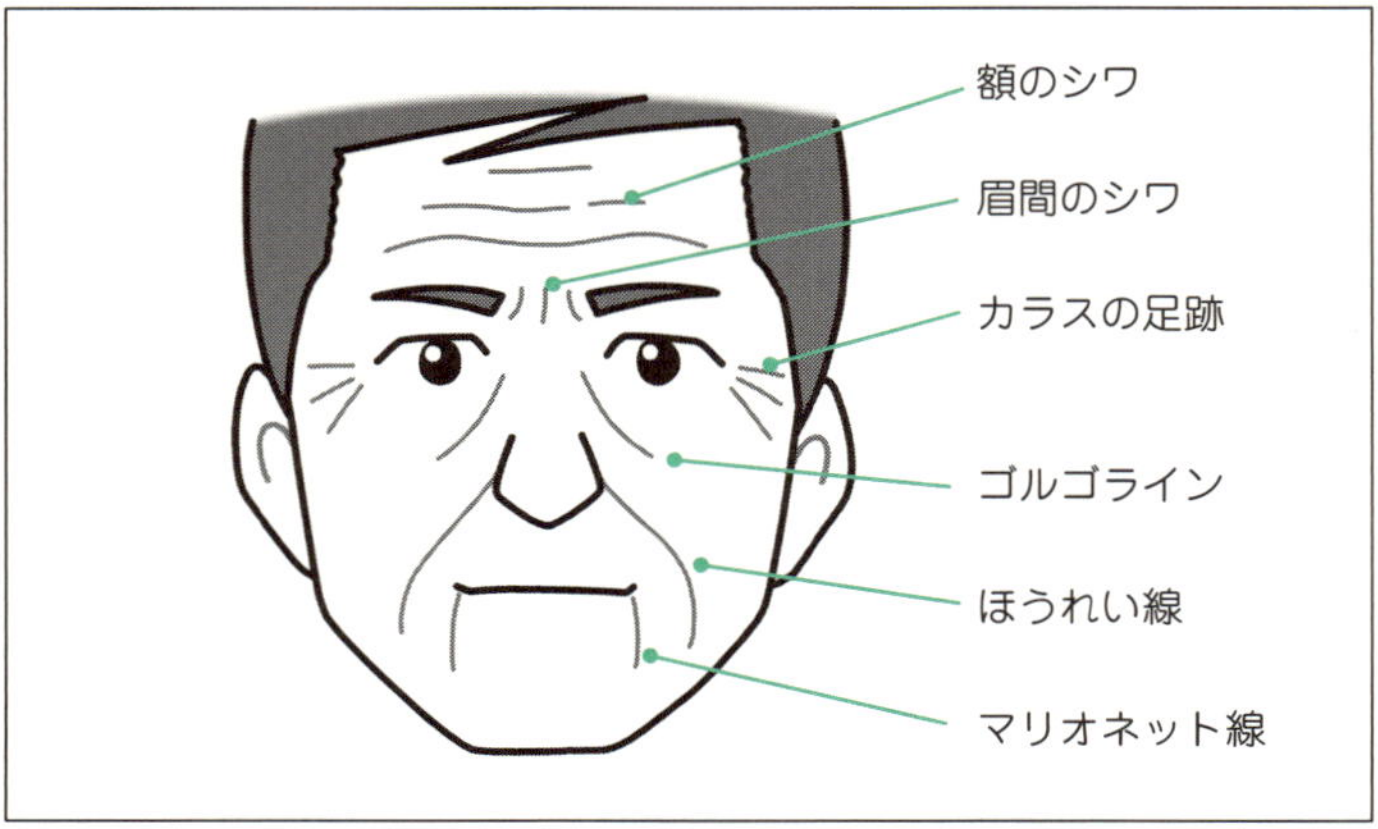

♣困った顔をすると、困ったことになる

シワ対策は、日頃《ひごろ》の心掛《こころが》けが大切であり、「してはならない表情」があります。困った時、深刻な相談の時、集中している時、ついついしてしまう表情が「眉《まゆ》をひそめる」です。この時、眉間《みけん》に縦ジワができます。

また、驚《おどろ》いた時に目を見開きます。若い時はまぶたの筋肉で目を開きますが、加齢《かれい》で表情筋が衰《おとろ》えてくると、額の筋肉でまぶたをつり上げるようになります。その時に額にシワができます。

パリッとしたワイシャツも、ハンガーにかけずに長時間放置しておくとシワになります。悪《あ》しき習慣により、眉間《みけん》や額のシワが深くなり、元に戻《もど》らなくなってしまうのです。

「困った顔をしていると、シワで困るようになる」
「深刻な顔は、深刻なシワを作る」
「驚《おどろ》いた顔をしていると、シワに驚《おどろ》くようになる」

美しき女性は、困った時も、びっくりした時も、いつも「モナリザのほほえみ」でなければなりません。これが「シワ哲学《てつがく》」です。

もともと、まぶたが垂れ下がっている人は、目を開けるのに額や頭の筋肉を使い続けています。その結果、頭痛や肩《かた》こりに悩《なや》まされることがあります。専門の医療機関《いりょうきかん》で、余分なまぶたを切り取る手術を行っています。インターネット等で検索《けんさく》してください。

♣あごのたるみには舌の運動

あごがたるみ、首のくびれがなくなったのを、ブルドッグになぞらえて、通称《つうしょう》「ブルあご」といいます。ブルあごは、見た目が悪いだけでなく、いびきとの関連が示唆《しさ》されています。

ブルあご改善として注目されているのが、舌の運動です。舌は筋肉の塊《かたまり》ですが、その筋力が落ちると、舌がのどに落《お》ち込《こ》んでしまいます。あごの付け根に指を当てて、舌を思いっきり出して見てください。あごがキューッとくびれるのが分かるでしょう。舌の筋肉を鍛《きた》えれば、シャープなあごになれます。

舌の運動法は各種ありますが、その一つを紹介《しょうかい》します。

舌を口の中で大きく一周させます。右回り十回して舌をベーと出す。左回り十回して舌をベーと出す。それを三セットやりましょう。入浴中が最適です。

最初は舌の根元が痛くなりますが、慣れてきます。

「滑舌《かつぜつ》がよくなった」「いびきが減った」

ブルあご改善のための舌の運動

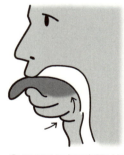

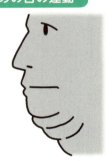

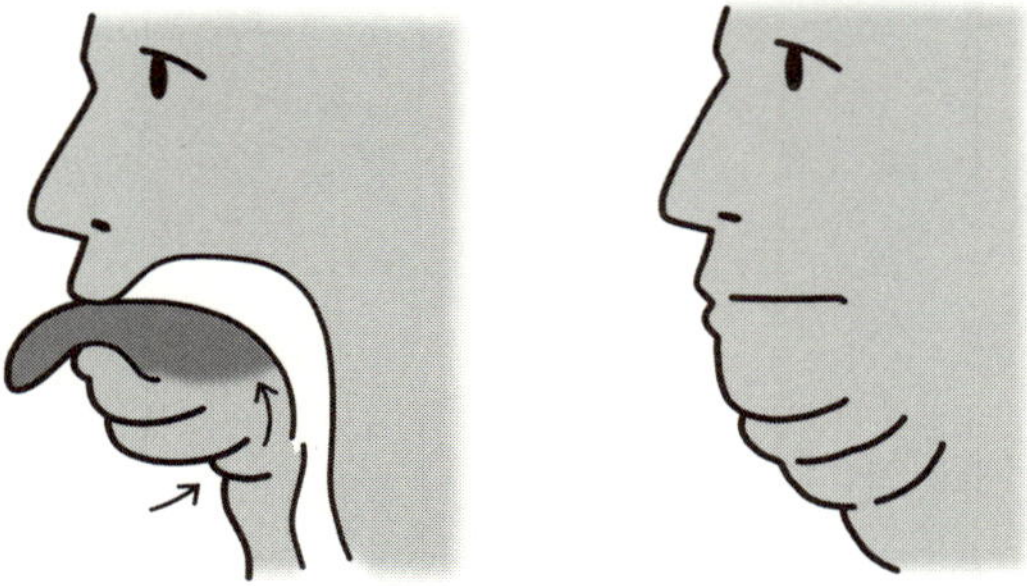

① 舌を口の中で右回りに１周
② 10回行って舌を出す
③ 次に左回りに大きく１周
④ 10回行って舌を出す

これを３セット行う

などの副産物もあるかもしれません。

♣シワの治療は信頼できる医療機関で

シワの「低リスク、低リターン」の対処法は、シワによいといわれる化粧品《けしょうひん》です。では「高リスク、高リターン」の物は？

コラーゲン、ヒアルロン酸、ボツリヌス毒素を注射器で注入する治療《ちりょう》ではないでしょうか。コラーゲンやヒアルロン酸をシワのくぼんだ部分に注入すると、シワが目立たなくなります。その効果は半年から一年です。

ボツリヌス毒素をシワの表情筋に注入すると、シワができにくくなります。その効果は四、五カ月です。いずれも信頼《しんらい》できる医療機関《いりょうきかん》で受けてください。

10

目のクマの原因は「おケツ」だった

「あら、寝不足《ねぶそく》？　クマができているわよ」

目の下のクマは寝不足《ねぶそく》の象徴《しょうちょう》です。しかし、よく寝《ね》ているのに、クマに悩《なや》まされている人があります。クマの原因は、なんと、「おケツ」だったのです。

早とちりしないでください。「おケツ」とは、お尻《しり》のことではなく、漢方の専門用語で「お血《けつ》」のことです。「お血《けつ》」とは、血の流れがスムーズにいかず、停滞《ていたい》した状態をいいます。お血《けつ》があると、目にクマができるだけでなく、舌や歯肉の色が赤黒くなってきます。

どうしてお血《けつ》になるのか。体質が大きく関係していますが、睡眠不足《すいみんぶそく》、運動不足、喫煙《きつえん》、便秘、冷たい飲み物（アイスクリームも）が悪さをしています。

治療《ちりょう》は漢方薬です。体質に応じて処方薬が異なります。
比較的《ひかくてき》体力があり、便秘ぎみの人は桂枝茯苓丸《けいしぶくりょうがん》です。
色白で冷え性の人は、当帰芍薬散《とうきしゃくやくさん》がオススメです。
漢方薬を処方してくれる病院でご相談ください。
温めたタオルと冷やしたタオルで交互《こうご》に目を覆《おお》うという方法も有効です。

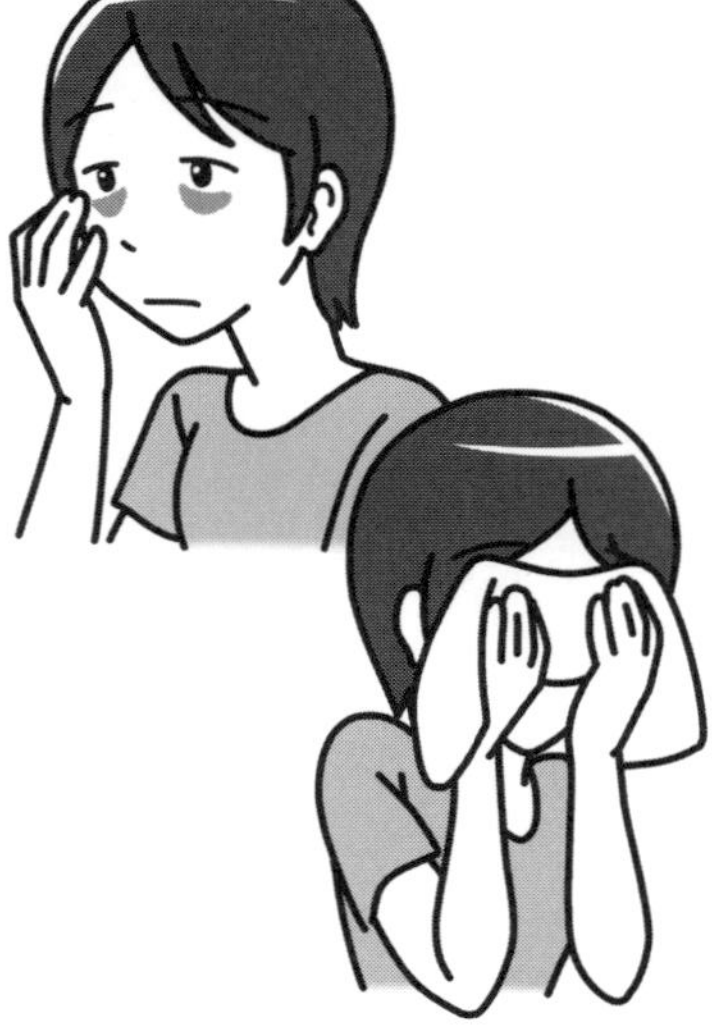

11 喫煙者に美肌なし ～タバコで老化が加速する

皮膚《ひふ》老化《ろうか》の最大原因は紫外線《しがいせん》です。では二番めは？　そのヒントは寓話《ぐうわ》「浦島太《うらしまた》郎《ろう》」にあります。

浦島太郎《うらしまたろう》は玉手箱の煙《けむり》で、一瞬《いっしゅん》にして、おじいさんになってしまいました。ここでピーンときた人。そうです、煙《けむり》。タバコこそが紫外線《しがいせん》に次ぐ老化の要因です。

「これをのんだら健康になれます」と書いてあるサプリメントや健康食品がずらっと並ぶ中、「健康を害します」と表記され、店頭に並んでいるのがタバコです。

タバコの害は枚挙にいとまがなく、がん（のど、食道、胃、大腸、肺、腎臓《じんぞう》、膀胱《ぼうこう》、子宮、白血病）、脳卒中、心筋梗塞《しんきんこうそく》、肺炎《はいえん》、歯周病、骨折などなど、ありとあらゆる病気のリスクを高めます。喫煙者《きつえんしゃ》は吸っていない人より、平均寿命《へいきんじゅみょう》が十年短いというデータがあります。

「十年寿命《じゅみょう》が縮まる」と医学でいわれていることが三つあります。

糖尿病《とうにょうびょう》、ＢＭＩ（体重／身長の二乗）三十五以上の肥満、そして喫煙《きつえん》です。

お肌《はだ》に関しても、肌《はだ》の色が浅黒くなる、シワが深くなる、オレンジの皮のようになる、などの悪影響《あくえいきょう》があります。まさに、「喫煙者《きつえんしゃ》に美肌《びはだ》なし」なのです。

♣九割の人が成功する禁煙法

なぜ、タバコがやめられないのか。それは、脳がだまされているからです。

喫煙者《きつえんしゃ》の話によると、「タバコを吸って喜びが完了《かんりょう》する」そうです。草むしりをやり終えて、タバコを吸って初めて「あーあ、よく働いた。庭もキレイになったし、よかった、よかった」と充実感《じゅうじつかん》が味わえるのです。ふろ上がりにビールをクーッと飲み干したあと喫煙《きつえん》して、「あーあ、いい湯だったし、ビールもおいしかったし、よかった、よかった」と満足できるのです。最後のタバコによって、それまでの苦労が報われるのです。タバコのシメがないと、生殺しのような状態で、それまでのことが喜びにならないのです。喫煙者《きつえんしゃ》は「そうそう、そうなんよ」と思うでしょうし、非喫煙者《ひきつえんしゃ》は「???」ではないでしょうか。

タバコをやめさせるのに、根性論や脅《おど》しは効果がないことは、医療現場《いりょうげんば》で経験することです。タバコで脳がだまされ、幻《まぼろし》の幸せをつかまされているのです。

ではどうすればタバコをやめられるのか。

薬で脳をだませばいいのです。多くの病院で禁煙外来《きんえんがいらい》があり、タバコがやめられる薬を取《と》り扱《あつか》っています。これを服用すれば、「吸いたい」という気持ちがなくなるのです。約九割が禁煙《きんえん》に成功しています。

浦島太郎《うらしまたろう》は龍宮城《りゅうぐうじょう》で、乙姫様《おとひめさま》とともにタイやヒラメの舞《ま》いに興じていましたが、それは幻《まぼろし》の幸せでした。タバコは自らの命を縮めるだけでなく、その煙《けむり》の家族に与《あた》える害も無視できません。玉手箱が開かれる前に気づきたいものです。

12 若さの源は何といっても運動です

老化は、「血管の老化」、「骨・筋肉の老化」、「脳の老化」に分けられます。

血管の内側に老廃物《ろうはいぶつ》がたまって血液が流れにくくなるのが血管の老化です。台所の流しのパイプがドロドロになって詰《つ》まっているのを想像してみてください。その恐《おそ》ろしさが分かると思います。骨の中身がスカスカになり、筋肉がやせていくのが骨・筋肉の老化です。脳が縮んでいくのが脳の老化です。

不老長寿《ふろうちょうじゅ》の秘訣《ひけつ》は、一に運動、二に食事です。食事よりも運動が重視されるのには理由があります。食事環境《しょくじかんきょう》の整った日本において、栄養失調の人はめったにいません。一方、運動不足の人は山ほどいます。食生活は人類七十億のトップクラスですが、どれだけ体を動かしているかというと、世界の平均以下の人もかなりいます。運動は人によって差があるのです。

♣体力は五十歳でピーク時の半分にまで減退する

「最近、踏《ふ》ん張《ば》りが利《き》かなくなった」

「二次会に出るのがしんどくなった」

「昔は徹夜《てつや》をしても何ともなかったのに」

ガックリと体力の低下を知らされるのが三十五歳頃《ごろ》です。なぜ、そうなるのか、例えで説明いたします。


十八歳までは、特別な努力をしなくても筋力、持久力などの体力がアップします。十八歳でピークを迎《むか》えますが、その体力を分かりやすく一〇〇としましょう。

二十五歳までは一〇〇をキープしていますが、それから努力をしなければ下り坂に入ります。運動しなければ一年で二ずつ体力は減っていきます。三十五歳で八〇まで下がります。日常生活は五〇ほどの体力でこなしていけますが、ここぞという忙《いそが》しい時には八〇の体力を使います。それで体力が八〇まで低下した三十五歳の時に、「今まではこんなことはなかったのにー」と愕然《がくぜん》とするのです。

これで驚《おどろ》いてはいけません。五十歳で体力五〇となり、日常生活にしんどさを感じるようになります。そしてその先は……。

これはあくまで全く運動しなかった場合のことです。不老長寿《ふろうちょうじゅ》に欠かせないのは運動なのです。

♣健康力アップへの堅実な道

運動の健康効果は明らかですが、「すぐに出る効果」と「貯金効果」があります。すぐに出る効果とは、「気持ちがいい」「体が軽い」「やる気、活気が出てきた」など、運動直後から実感できる効果です。別の体になったような充実感《じゅうじつかん》を得られることもあります。

貯金効果とは、すぐに実感はできませんが、確実に体力がアップする効果です。先ほどの体力の例えでいうと、三十五歳になっても体力一〇〇、五十歳で体力九〇も夢ではありません。時間がもったいない、と運動を怠《おこた》っていると、じり貧になるのです。

会社では設備投資、人材への投資が叫《さけ》ばれていますが、最も大事なことは、自分の肉体への投資ではないでしょうか。

ではどんな運動をすればいいのでしょうか。運動は大きく有酸素運動、筋トレ、ストレッチの三つに分けられます。

♣幸せは「歩く」とやってくる

有酸素運動とは、歩く、ジョギング、泳ぐ、自転車などの運動をいいます。

昨今は空前のジョギングブームであり、各地で市民マラソンが開催《かいさい》されています。作家の村上春樹《むらかみはるき》さんも、三十歳過ぎてから走り始め、どんどん距離《きょり》を延ばし、マラソン、一〇〇キロマラソン、トライアスロンとステップアップしているそうです。有酸素運動は血の循環《じゅんかん》がよくなり、血管と脳のアンチエイジングになります。

運動は心掛《こころが》け次第です。私は意地でもエレベーターは使いません。泊《と》まったホテルに階段が見当たらず、従業員専用のような階段を上り下りして、ひんしゅくを買ったこともあります。二十分空き時間があると散歩に行き、十分たったところで引き返せば時間どおりに戻《もど》れます。

往年のヒット曲「三百六十五歩のマーチ」（作詞・星野哲郎）の出だしは「しあわせは歩いてこない」ですが、私は言いたい。「健康は、歩くとやってくる♪」と。

♣キング・オブ・筋トレはスクワットと腹筋

筋トレは、骨と筋肉のアンチエイジングになります。

「私は毎日、腕立《うでた》て伏《ふ》せをしています」という人がいます。もちろんよいことですが、鍛《きた》える筋肉に優先順位があります。忙《いそが》しいご時世、最小時間で最大効果を上げたいものです。

真っ先にしなければならない筋トレが、スクワットです。体の筋肉の三分の二が下《か》肢《し》にあるといわれます。筋肉の老化は足からきます。歩いていて、爪先《つまさき》が地面に引っかかるようになったら、だいぶ弱ってきた証拠《しょうこ》です。「転倒《てんとう》→骨折→寝《ね》たきり」のパターンを避《さ》けるためにも、スクワットによる足腰《あしこし》強化が大切です。スクワットは、まさにキング・オブ・筋トレ（筋トレの王様）といえるでしょう。

正しいスクワットのしかたは、足を肩幅《かたはば》に開いて、ゆっくり上下します。速くやると筋トレの効果は半減します。「速くスクワット」「ゆっくりスクワット」「重荷を持ってスクワット」、この三通りを実験したところ、「ゆっくりスクワット」が最も筋力がアップしたとのことです。

一、二、三、四と四つ数えて足を曲げ、四つ数えて伸《の》ばす感じです。注意点は、ひざの角度が九〇度くらいになったところで折り返すということと、お尻《しり》を後ろに突《つ》き出《だ》すように下ろしていくことです。最初は十回三セットくらいから始めましょう。

スクワットの次に大事なのが腹筋です。ひざを軽く曲げ、上体を四五度くらいまで起こします。スクワットと同じくゆっくりです。やっと十回できるくらいのスピード

腹筋

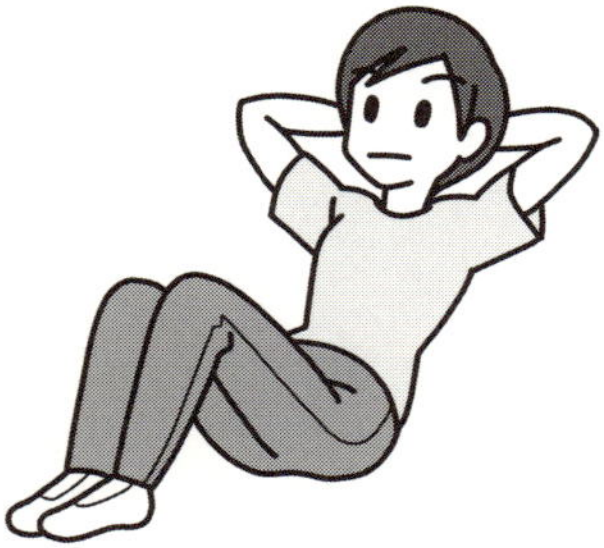

ひざを軽く曲げ、
ゆっくり上体を起こす

- 上体を起こすのが難しい場合は、へそを見るだけでOKです。

●足上げ腹筋

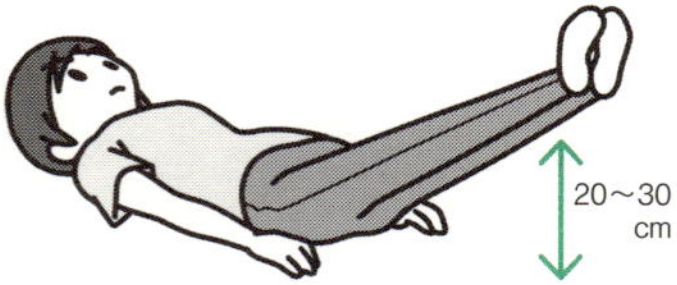

ひざを伸ばした状態で
20 ～ 30cm上げる

- つらい場合はひざを曲げると楽になります。
- 下肢を左右に振ると、横の腹筋が鍛えられます。

※いずれも10回、３セットくらいから始めましょう。

ゆっくりスクワット

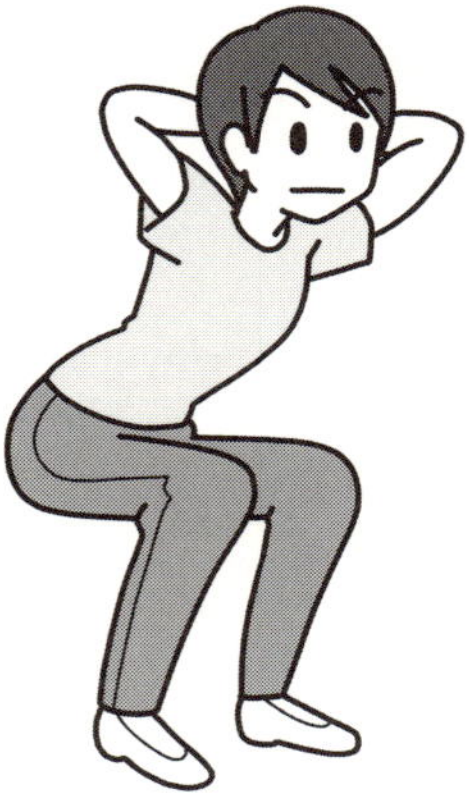

① １・２・３・４と
４つ数えながら腰を下ろす

② １・２・３・４と
４つ数えながらひざを伸ばす

※最初は10回、３セットくらいから始めましょう。

（注意点）

- ひざの角度が90度くらいになったところで折り返す
- お尻を後ろに突き出すように下ろしていきましょう

でやりましょう。上体を起こすのが難しい場合、へそを見るだけでもいいです。上半身は動かさず、下肢《かし》を上下させる「足上げ腹筋」も効果的です。十回三セットくらいから始めましょう。翌日に心地《ここち》よい筋肉痛に襲《おそ》われ、「笑うと腹筋が痛い」状態になります。その筋肉痛が病みつきになれば、しめたものです。

筋トレの基本編はスクワットと腹筋の二つでじゅうぶんです。これをいかに生活に組《く》み込《こ》むかが重要です。歯磨《はみが》きをしながらスクワット。テレビを見ながら足上げ腹筋。朝の寝起《ねお》きに、頭がさえてくるまで腹筋など。生活の一部となり、習慣にならなければ未来は変わりません。

「よーし、やるぞ」の決意は大事ですが、決意は色あせるのが人の常です。セピア色の決意に未来を変える力はありません。未来を生み出すのは習慣です。昔からいわれるではありませんか。「継続《けいぞく》（習慣）は力なり」と。

私の自宅の仕事机は高さが一〇四センチメートルあり、立ったまま作業をしています。金属ラックを調整して作りました。立っているだけで、けっこう足の筋力強化になります。最近は立ってデスクワークする企業《きぎょう》も増えてきており、病院のナースステーションも例外ではありません。この本も、立って執筆《しっぴつ》しており、決して「腰《こし》を据《す》えて」取り組んだものではないことを、読者の皆様《みなさま》にお詫《わ》びいたします。

♣男性脳と女性脳。特性を生かした運動法

必ずしも実際の性別と一致《いっち》しませんが、脳に男性脳と女性脳があるといわれています。脳の特性を生かして運動のモチベーションを高めていけたらと思います。

男性脳は記録・管理することが励《はげ》みになる脳です。まず、歩数計と、数字を数えるカウント計を買ってきましょう。カウント計でスクワットや腹筋の回数を計れば、何かをしながらでも数えることができます。目標を決めて、歩数や筋トレの回数をカレンダーや手帳に記録するのです。

「今日は二千歩足りないから、ちょっと散歩に行ってこよう」

「スクワットが二十回足りんな。やるか」

男性脳は意外と律儀《りちぎ》です。記録された数値の蓄積《ちくせき》、イコール、体力です。記録を見て「むふふ」と満足するのが男性脳です。

女性脳はそんなわけにはいきません。男性が一匹狼《いっぴきおおかみ》なのに対して、女性は「連れが大事」です。女性の場合は、歩数計もカウント計も手帳も必要ありません。「運動教室に入る」。これが全《すべ》てです。エアロビクスの教室でワイワイ踊《おど》っている九割は女性であり、筋トレルームで黙々《もくもく》と汗《あせ》を流している九割は男性であることが、男女脳の違《ちが》いを物語っています。運動友達《うんどうともだち》、略して〝運友《うんとも》〟（そんな言葉はないと思いますが、これから広まるかもしれません。私が言い出しっぺです）。ぜひ気の合う運友《うんとも》を作りましょう。

女性脳にとって、「数字を見ながらむふふ」は理解できません。友達《ともだち》と楽しめればいいのです。運動後のおしゃべりが運動時間より長くても、その時、食べたパフェのカロリーが運動消費カロリーをオーバーしていても気にしない。それが女性脳です。

♣パートナーは運動シューズを履いたシンデレラ

運動による肉体の若返り。これは、顔に何を塗《ぬ》るかということと並んで大切なことです。机にひじをついていないとしんどい。いすから立ち上がるのに「よいしょ」と掛《か》け声《ごえ》が必要。それではキレイな女性も台なしですよね。男性も外見がよくても体力がなければ「張り子の虎《とら》」のようなものです。

男性の皆《みな》さん。ガラスの靴《くつ》ではなく、運動シューズを履《は》いたシンデレラを選びましょう。

女性の皆《みな》さん。あなたの王子様は白い馬でやってくるのでもなければ、スポーツカーで現れるのでもありません。スポーツウェアを着てジョギングしながらやってくるかもしれませんよ。

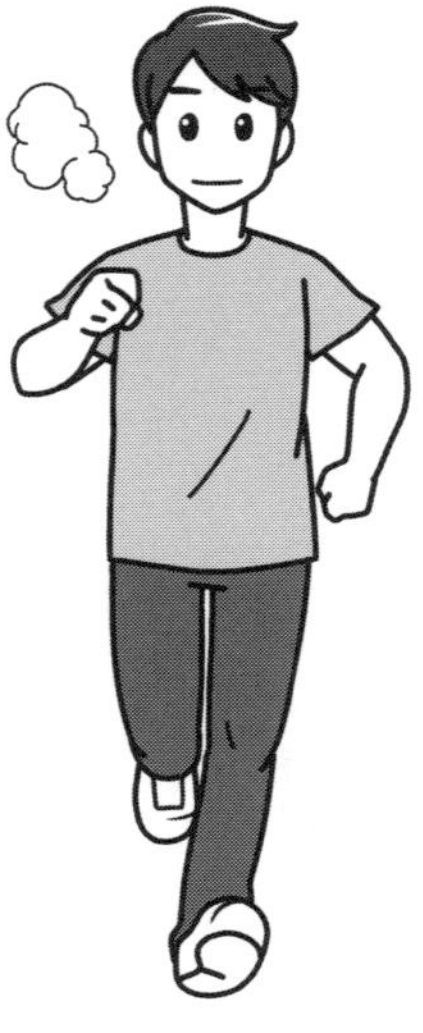

13 キレイなお肌は「和食」で作られる

不老長寿《ふろうちょうじゅ》の秘訣《ひけつ》は、一に運動、二に食事です。そこで質問です。人類誕生以来、最高の食事は、いつの時代の、どこの国の食事でしょうか。

正解は、昭和五十年代の日本食です。和食は世界に誇《ほこ》れる長寿食《ちょうじゅしょく》であり、ユネスコ無形文化遺産に登録されています。昭和五十年というと、野菜、大豆、魚を中心とした古来の日本食にプラスして、欧米《おうべい》から肉が入ってきた時期です。それ以前の食事は、たんぱく質が不足していました。肉がちょっと加わったことにより、バランスの取れた理想の食事になったのです。

昭和六十年以降は、逆に肉の取りすぎとなり、加工食品、ファストフード、お菓子《かし》など、それまでになかった物が加わり、和食のよさが陰《かげ》を潜《ひそ》めるようになりました。

私たちの体は一〇〇パーセント、過去に食べた物によってできています。皮膚《ひふ》も例外ではありません。キレイなお肌《はだ》を作るには、その原材料が大切です。私たちはもっと、昔の和食を見直さなければならないと思います。

♣七色の野菜を食べましょう

ビタミンA、C、Eをはじめとした、老化を遅《おく》らせる物質がたくさん発見されていますが、そのほとんどが野菜と果物《くだもの》に含《ふく》まれています。年を取りたくなかったら、野菜をムシャムシャ食べましょう。

健康番組で、トマトがいいと言っていたり、パプリカが取り上げられたりすると、「一体何を食べればいちばんいいの？」と疑問に思うでしょう。正解は、「何を食べれば」でなく、「何でも食べる」のがいちばんよいのです。

私の学生時代、行きつけの食堂の野菜炒《やさいいた》め定食が、どう見ても「もやし炒《いた》め定食」なのです。偏《かたよ》ってはいけません。色によって栄養素が分かれます。赤（トマト、イチゴ)、オレンジ(ニンジン、カボチャ)、黄(レモン)、薄《うす》い緑(キャベツ、ハクサイ)、濃《こ》い緑(ホウレンソウ)、青(ブドウ)、紫《むらさき》(ナス)。虹《にじ》を目安に、七色の食材を食べましょう。

♣和食の定番。最強の長寿食は?

「サカナ　サカナ　サカナ　サカナを食べると　アタマ　アタマ　アタマ　アタマが良くなる」(「おさかな天国」作詩・井上輝彦)

そんな歌がはやりました。魚のアブラに含《ふく》まれるEPA、DHAという成分によって、血管が柔《やわ》らかくなり、頭もよくなる、というのは自明の理です。

肉を食べるようになったのに、日本では欧米《おうべい》よりも心筋梗塞《しんきんこうそく》が少ないのは、魚の食文化だからといわれています。しかし、EPA、DHAの目標摂取量《もくひょうせっしゅりょう》には届いていません。

タレントで魚類学者のさかなクンは、五百種類の魚を食べたことがあるそうです。

刺身《さしみ》の好きな人は生で、嫌《きら》いな人は焼き魚で、しっかり食べるんだギョ。

また、魚と並んで「東洋の長寿食《ちょうじゅしょく》」といわれているのが大豆です。豆腐《とうふ》や納豆《なっとう》、豆乳は、日々、頂きたいものです。

♣塩分を減らし、カルシウムを補う

至上最高の昭和五十年代の和食ですが、欠点が二つあります。この欠点を補えば、過去に類を見ない完全無欠な食事が完成します。日本食の欠点は、①塩分が多い、②カルシウム不足です。

塩分過多は血管の老化を早めます。日本の一日の塩分摂取量《えんぶんせっしゅりょう》は、欧米《おうべい》と比較《ひかく》しても格段に多く、みそ汁《しる》、しょうゆ、漬《つ》け物《もの》がその一因と思われます。理想の塩分は一日六グラム以下ですが、日本は十二グラム、アメリカ八グラム、ヨーロッパ六グラムです。

「わが家の塩分量は多いの？　適量なの？」

家庭の塩分を計る簡便な方法があります。外食をして「おいしい」と感じたら、その人の家庭の塩分量は約十四グラム、「塩辛《しおから》い」と感じたら七グラムといわれています。概《がい》して外食は濃《こ》い味に作られています。それに違和感《いわかん》がないとすれば、日頃《ひごろ》、塩分を取りすぎている証拠《しょうこ》です。ここまで読んで、「外食するとのどが渇《かわ》く。塩辛《しおから》いと思っていた」という人は、適切な舌です。

慣れてしまうと濃《こ》い味が濃《こ》いと分からなくなるのです。逆にいえば、徐々《じょじょ》に塩分を減らしていけばよいのです。イギリスでは国ぐるみで、二年かけて減塩に取り組み、成功しています。

家庭の塩分管理者は主婦です。

「みそ汁《しる》の　薄《うす》さに妻の　愛を知る」

薄味《うすあじ》は家族への愛情表現です。いきなり薄《うす》くして「おいしくない」と言われたら心外ですよね。一年かけて、家族の好みを変えていくのが、賢妻《けんさい》の腕《うで》の見せどころです。

塩分にメリハリをつけることもポイントです。焼き鳥の、先っぽの肉にしか塩をつけないなど、健康を目指した店もあります。最初の一口で「おいしい」と舌を喜ばせられれば、残りの焼き鳥もおいしく感じるのです。しっかり味の一品があれば、あとは薄味《うすあじ》でも、食後の満足感が得られます。上手《じょうず》に舌をだましていきましょう。

和食の二つめの欠点は、カルシウム不足です。手っ取り早く取るには、毎日、牛乳をコップ一杯《いっぱい》飲むことです。牛乳はカルシウムの宝庫というだけでなく、必須《ひっす》アミノ酸がバランスよく含《ふく》まれている、アミノ酸の宝庫です。ただ、牛乳を飲むと胃腸がゴロゴロする人があります。胃腸で牛乳を上手《じょうず》に分解してくれないからです。そんな人はヨーグルトを食べましょう。ヨーグルトは「西洋の長寿食《ちょうじゅしょく》」といわれます。飲むヨーグルトも栄養素は変わりません。

以上、二つの欠点を補えば、人類至上最高の和食が完成するのです。

♣砂糖とトランス脂肪酸はなぜ悪いのか

「どんな食事をしていますか」の問いに、必ずといっていいほど、「普通《ふつう》の食事です」

と返ってきます。詳細《しょうさい》に聞いてみると、イエローカードやレッドカードがザクザク出てくることがあります。

食生活で四十年前と大きく変わったのが、お菓子《かし》とジュース、パン、ファストフードの出現です。昔はスナック菓子《がし》なんぞありませんでした。昔「お袋《ふくろ》の味」、今「袋《ふくろ》の味」で、舌が喜ぶように化学的に調整された「珍味《ちんみ》」が袋詰《ふくろづ》めされています。これらの何が悪いのかというと、砂糖とトランス脂肪酸《しぼうさん》です。

砂糖は「白い麻薬《まやく》」といわれ、依存性《いぞんせい》があり、取りすぎの害は塩の比ではありません。ジュース（清涼飲料水《せいりょういんりょうすい》）には大量の糖が含有《がんゆう》されており、飲みすぎによって引き起こる急性の糖尿病《とうにょうびょう》を「ペットボトル症候群《しょうこうぐん》」といいます。

ケーキをドカ食いすると悪効果てきめんで、翌日にはニキビができたという人もありました。夏はアイスが要注意です。砂糖は老化を早め、生活習慣病を生み出しますが、恐《おそ》ろしいことに脳が喜ぶのです。

太古、人間は飢餓《きが》に苦しめられてきました。その遺伝子を持っている私たちの脳は、カロリーが大好きなのです。砂糖依存症《さとういぞんしょう》から脱却《だっきゃく》するには、糖以外のカロリーで脳を喜ばすことです。糖以外のカロリー、それは、たんぱく質と脂質《ししつ》（アブラ）です。

「脂肪《しぼう》を取ると太る」というのは古い常識です。糖分を減らしてアブラを増やすと健康的にやせられる。これが新しい医学です。

トランス脂肪酸《しぼうさん》とは人工的に作られたアブラです。悪玉コレステロールを増加させるため、「食べるプラスチック」と揶揄《やゆ》され、アメリカでは使用が規制されています。日本では規制がなく、マーガリン、ショートニング、ホイップクリームに多く含《ふく》まれています。これらを原料とするのが、パン、ケーキ、ドーナツ、クッキー、スナック菓子《がし》です。

先日、スーパーでパンの成分表示を見たら、ほとんどにマーガリンやショートニングが使用されていました。「乳化剤無添加《にゅうかざいむてんか》で安心」という売り文句のパンも、その例外ではありませんでした。

トランス脂肪酸《しぼうさん》も「取りすぎなければ健康被害《けんこうひがい》はない」との反論もありますし、悪い物を一切使っていない「こだわりパン」もあります。

「パンはダメ」と一概《いちがい》にはいえませんが、「パンよりご飯」でしょう。

♣どうしても甘い物が食べたい時

「お菓子《かし》ダメ」「甘《あま》い物ダメ」「ジュースだめ」「アイスだめ」「パンだめ」……。

「話は分かったけど、どうしても食べたい時は？」

分かります、その気持ち。診察室《しんさつしつ》で患者《かんじゃ》さんから、そんな目つきでにらまれていますから。一切禁止すると誰《だれ》も守ってくれませんので、代替案《だいたいあん》を示します。

七〇パーセント以上のカカオ入りのチョコレートはいいです。苦くてドカ食いができませんから。

チーズ、せんべい、油で揚《あ》げていないナッツもセーフです。

おやつには果物《くだもの》がオススメです。果糖が多く甘《あま》いですが、抗酸化成分《こうさんかせいぶん》も豊富であるため、利が多いです。アイスの代わりには冷凍果実《れいとうかじつ》が各種売られていますし、また、バナナを切って凍《こお》らせると安価です。

飲み物はお茶、飲むヨーグルト、牛乳、豆乳がベストですが、一〇〇パーセント果《か》汁《じゅう》ジュースもよしとしましょう。

♣高価なサプリメントより一本のニンジン

一九九〇年、「サプリメント」なる物が登場し、健康ブームの追い風に乗って売り上げを伸《の》ばし、健康広告の多くを占《し》めるようになりました。私の健康講座でも、運動や食事の話よりも、「私はこれを飲んでいます」と差し出したビンに、聴衆《ちょうしゅう》の目はランランです。

サプリメントは、効果があるのでしょうか。

サプリメントはあくまで補助食品であり、栄養は食事で取るのがベストですが、食事で不足する栄養素は、取らないよりもサプリメントで取ったほうがよいのです。

ドラッグストアにずらっと並んでいるサプリメント。一体何を取ればいいのでしょうか。年齢《ねんれい》、性別、生活習慣によって異なります。

お肌《はだ》のアンチエイジングで重要かつ安全なのは、ビタミンCです。安価ですし、取りすぎても尿《にょう》から排出《はいしゅつ》されますから、「取るべき」と考えます。

女性や、肉を食べない人は鉄欠乏《てつけつぼう》になりやすいです。鉄剤《てつざい》をのむか、鉄鍋《てつなべ》を使いましょう。鉄鍋《てつなべ》から少しずつ溶《と》けだしてくる鉄によって、不足分を補うのです。IH対応の鉄鍋《てつなべ》もあります。

閉経後の女性は骨がもろくなってくるのでビタミンDがオススメです。ビタミンDはカルシウムの吸収を高め、骨を強くします。

魚が不足しがちな人は、EPAとDHAです。これらはコレステロールの高い人への薬として用いられており、血管のアンチエイジングを考えるとオススメです。

その他、ビタミンA、ビタミンE、コエンザイムQ10、アスタキサンチン、レスベラトロールなどもいいです。

私の場合、職業上、シミができたら信用に関《かか》わりますので、ビタミンCは欠かせません。コレステロールが高くなる家系なので、EPAとDHAものんでいます。ボーナス時には、レスベラトロールを自分のご褒美《ほうび》にしています。

自分に合ったサプリメントを選びましょう。しかし、「食事に勝るサプリメントなし」が原則です。高価な錠剤《じょうざい》も、一本のニンジン、一個のトマトに及《およ》ばないことを、ゆめゆめ忘れてはなりません。

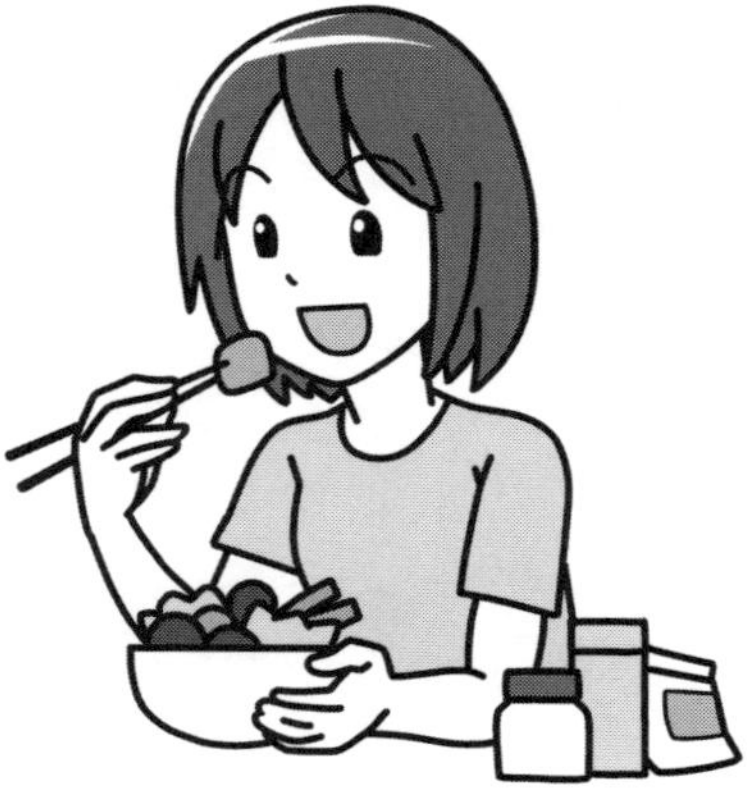

14

一日の疲れをリセットする「眠活」

アンチエイジングの柱、運動、食事ときたら、次は睡眠《すいみん》でしょう。良質な睡眠《すいみん》により、一日のストレスや疲《つか》れをリセットしたいものです。

寝《ね》つきが悪い、夜中に目が覚める、翌朝、熟睡感《じゅくすいかん》がない、という人が増えています。睡眠不足《すいみんぶそく》は心身をむしばみます。人生の三分の一を占《し》める睡眠《すいみん》をおろそかにしてはなりません。

睡眠《すいみん》をいかに充実《じゅうじつ》させるか。よい睡眠《すいみん》のための活動「眠活《みんかつ》」は、アンチエイジングには欠かせません。

このたびはその一つをご紹介《しょうかい》いたします。

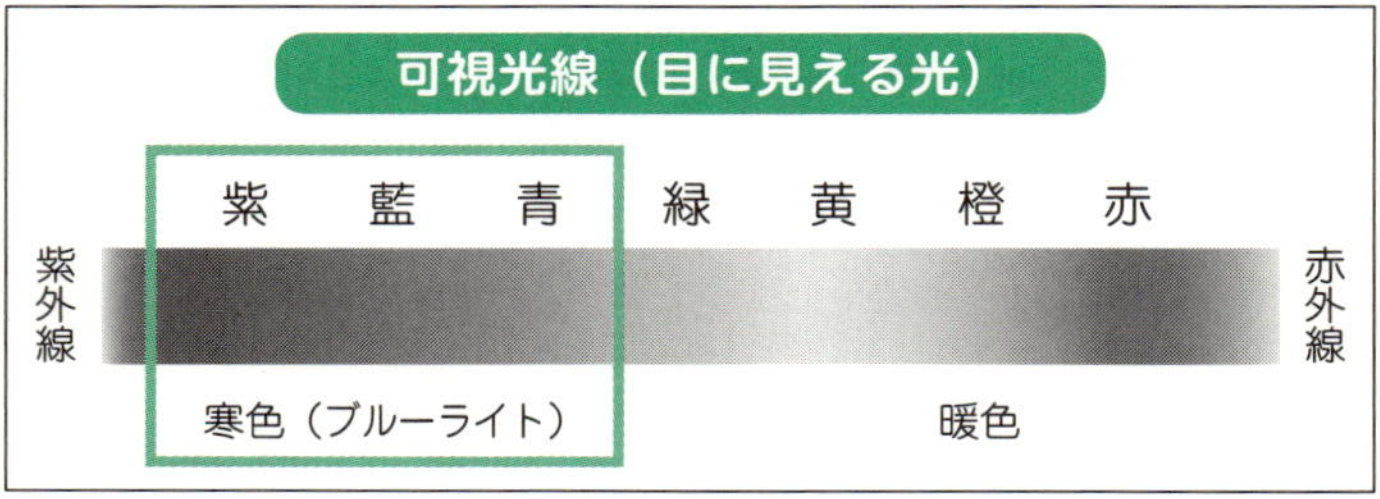

♣ブルーライトは悪者か？

蛍光灯《けいこうとう》や電球を買いに行くと、「昼光色」「昼白色」「電球色」なるものがあり、戸惑《とまど》ったことはありませんか？

私も違《ちが》いが分からず、明るそうな昼白色を選んで、失敗したことがあります。どうも気分が落ちつかず、寝《ね》つきが悪くなったのです。

電球選びの正答の前に、目の機能について説明いたします。目には大きく分けて二つの機能があります。一つは、「赤いバラ」「白い犬」など、「色や形を見分ける働き」です。二つめは、「昼か夜かを見る働き」です。

可視光線は、波長の違《ちが》いによって、赤・橙《だいだい》・黄・緑・青・藍《あい》・紫《むらさき》に分けられます。虹《にじ》の七色はここからきています。ちまたでよく聞く「ブルーライト」とは、波長の短い「青・藍《あい》・紫《むらさき》」の光のことです。目はブルーライトの有無によって、昼か夜かを判断しています。ブルーライトを見ると昼だと思い、ブルーライトを含《ふく》まない光は、いくら照らされていても目は夜だと判断するのです。

昨今、ブルーライトは悪者のようにいわれていますが、本当に体に悪いのでしょうか。日中、ブルーライトを見ることによって、メラトニンというホルモンが作られ、夜、眠《ねむ》たくなるのです。熟睡《じゅくすい》するには、日中にブルーライトを浴びる必要があるのです。反対に、夕方以降は、極力ブルーライトを減らしていきましょう。目がまだ昼だと錯覚《さっかく》するからです。寝《ね》る前に、パソコンやスマホを使いすぎるとよくないといわれるのは、この理由によります。

人間は古来、日の出とともに起き、夕日を眺《なが》めて一日を終えていました。日が高い昼ほどブルーライトが多く含《ふく》まれています。太陽が地平線に近くなるほどブルーライトがカットされるため、夕焼けは赤いのです。

日中はブルーライトを浴びて「戦闘《せんとう》モード」、夕方から「くつろぎモード」にシフトして、眠《ねむ》りに就《つ》く。これが正常な体内リズムです。
ブルーライトは「善」でも「悪」でもありません。強いていえば「昼」なのです。

♣家の電球はくつろぎの色で快適な睡眠を

さて、電球に話を戻《もど》します。「昼光色」は、真っ昼間のごとく、最も多くのブルーライトを含《ふく》んでいます。「昼白色」は昼光色ほどではありませんが、多くのブルーライトを含《ふく》んでいます。「電球色」はブルーライトの量が少ないため、温かい色調をしているのです。ブルーライトをほとんど含《ふく》まないのが白熱電球です。夕焼けのようなものです。

家で電球が切れたらどうする？　もうお分かりですね。「電球色」を買ってくるのが正解です。家庭はくつろぎの場だからです。

私の場合、部屋《へや》の蛍光灯《けいこうとう》は全《すべ》て「電球色」です。仕事机の卓上《たくじょう》ライトは電球色と昼白色の二台を使い分けています。基本は電球色の物を使用しますが、寝《ね》ておれない勝負の時には昼白色を使います。本を読みながら眠《ねむ》りに就《つ》く私のベッドサイドを照らすのは、白熱電球です。さすがはブルーライトゼロ。数分で眠《ねむ》りこけてしまうため、電気が切れるようタイマーを仕掛《しか》けています。

家の電気は電球色。分かっていただけましたでしょうか。

オフィスの電球が切れたら？　もちろん「昼光色」です。電球色だと仕事中に眠活《みんかつ》をしてしまいますよ。

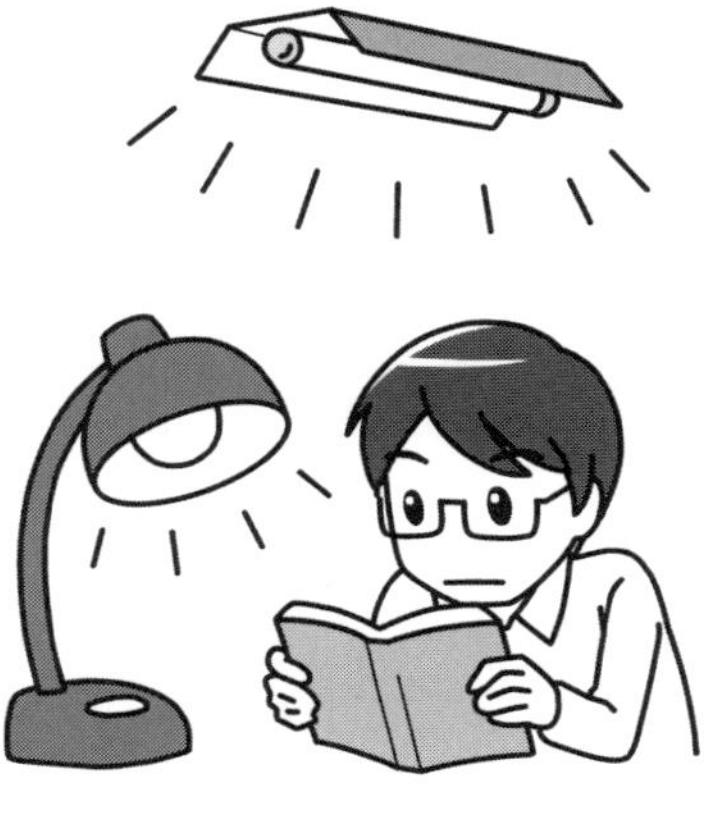

15 ときめきでアンチエイジング

「あなた何歳?」という問いかけに、「何歳に見える?」と逆質問するのは、老化を意識し始めたあかしです。「若くありたい」という心は、実に大切な心であり、これを失ったら心も体も坂を転げ落ちてゆきます。

「お年寄りに赤ちゃん言葉を使ってはならない」と介護業界《かいごぎょうかい》でいわれます。介護《かいご》が必要な高齢者《こうれいしゃ》に、若いヘルパーが「○○さん、おむつを触《さわ》っちゃダメよ」「お口の周りをキレイにしますねー」と、幼児に対するような言葉を使うことがあります。高齢男《こうれいだん》性《せい》は、最初は「孫みたいなおまえに、そんな言われ方したくないわ」「ワシが部長だった頃《ころ》は、おまえみたいなOLは叱《しか》りとばしておったんだぞ」とばかりに抵抗《ていこう》を試みます。しかし、抵抗空《ていこうむな》しく月日が過ぎると、心が老化してくるのです。

「はーい、○○さん。あーんして。はい、上手上手《じょうずじょうず》」の対応に、「郷《ごう》に入りては郷《ごう》に従えか」と、わざとヨボヨボに振《ふ》る舞《ま》うようになります。そのうち、ヨボヨボが当たり前になり、さらには幼児返《ようじがえ》りしていき、認知症《にんちしょう》が進むとさえいわれています。年寄《としよ》り扱《あつか》いが、本当の老化を早めてしまうのです。

たとえ肉体は年を取っても、心は老《ふ》けてはなりません。「最近の若いもんは」「今どきの若い娘《むすめ》は」のフレーズは、老人言葉であり、厳禁です。「若い者には負けないぞ」の意気込《いきご》みも、「自分は若くない」を前提としており、心が老いてきた証拠《しょうこ》です。明《あか》石家《しや》さんまを見てください。二十歳代の女性たちを相手に、爆笑《ばくしょう》トーク炸裂《さくれつ》ではありませんか。

「えー、ほんまでっか。何でおまえにそんなこと言われんとあかんの。カッカッカ」

若者に違和感《いわかん》なく溶《と》け込《こ》んでおり、とても還暦過《かんれきす》ぎとは思えません。

♣心が若いと肌も若さがあふれてくる

肉体の老化は避《さ》けられませんが、「心は年を取らない」のです。老化とは、細胞《さいぼう》が活性酸素によって酸化することであり、紫外線《しがいせん》によって障害されることですが、心には酸化も光老化《ひかりろうか》もありません。つまり、心は「永遠の若人《わこうど》」なのです。何歳になっても気は若いと思いませんか。私の心の砂時計《すなどけい》は二十六歳で止まっています。

薄毛《うすげ》、白髪《しらが》、シミ、シワは、見た目の若さに大きく影響《えいきょう》します。見た目が老《ふ》けると心もふさいできます。医学を駆使《くし》して若返りましょう。

私が行った、シミのレーザー治療《ちりょう》の最高齢《さいこうれい》は九十歳であり、八十歳代も珍《めずら》しくありません。シミが取れた九十歳女性の満面の笑みは、初ピアスを開けた女子高生に通ずるものがありました。

「病は気から」といわれ、心の持ちようで頭痛が治る、免疫力《めんえきりょく》がアップするということは立証されております。同様に、心が若いと、未知の若返りホルモンの作用で、お肌《はだ》にも若さがあふれてくるのです。

見た目の若さは心を若くし、心の若さによって見た目も若返る。初めてルージュを引いた少女のときめきを、生涯《しょうがい》忘れてはなりません。「老いは気から」はアンチエイジングの新常識です。

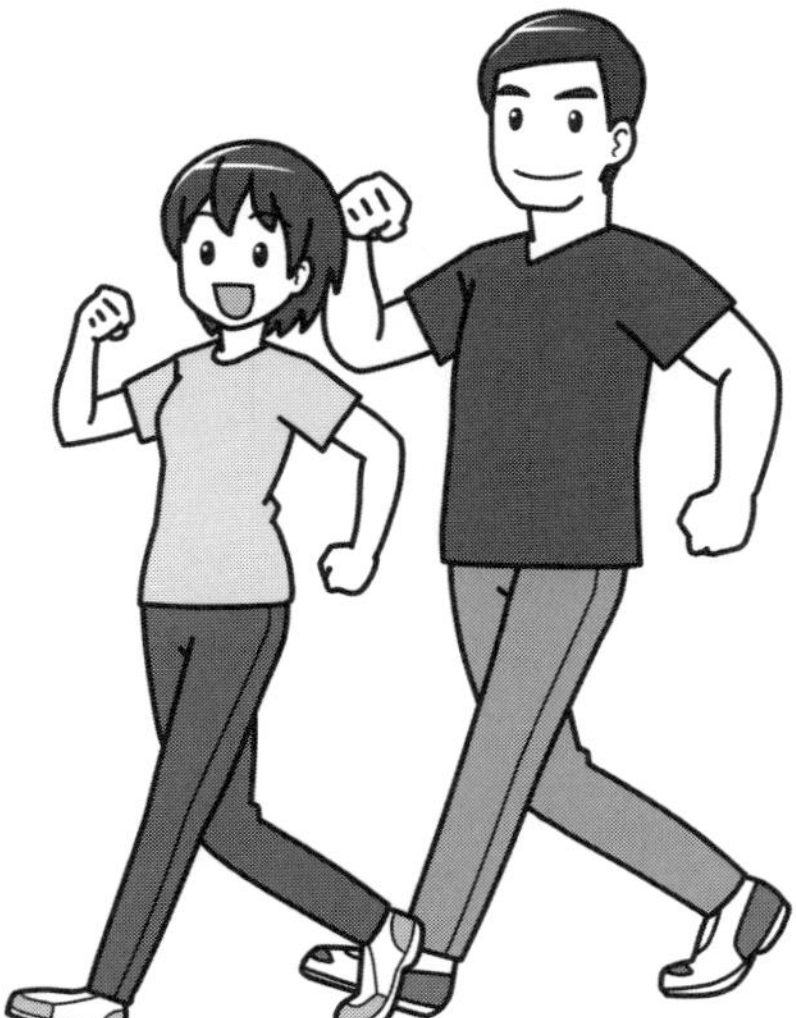

索引（50音順）

●あ

あかすり皮膚炎　*65*
悪性黒色腫（あくせいこくしょくしゅ）　*17*
足白癬（あしはくせん）　*17, 67*
あせも　*55*
あせものより　*59*
アトピー性皮膚炎　*66, 84*
アナフィラキシーショック　*79*
ウオノメ　*23, 28*
円形脱毛症（えんけいだつもうしょう）　*43*

●か

外反母趾（がいはんぼし）　*22, 23, 28, 30*
化膿性爪囲炎（かのうせいそういえん）　*24*
がん　*17, 137*
汗腺膿瘍（かんせんのうよう）　*59*
陥入爪（かんにゅうそう）　*20*
汗疱（かんぽう）　*68, 93*
金属アレルギー　*91*
毛虫皮膚炎　*86*
口腔（こうくう）アレルギー症候群　*89*
膠原病（こうげんびょう）　*36, 42, 44*

●さ

シイタケ皮膚炎　*87*
歯周病（ししゅうびょう）　*75, 137*
舌なめずり皮膚炎　*51*
しもやけ　*35*
掌蹠膿疱症（しょうせきのうほうしょう）　*68, 93*
静脈瘤（じょうみゃくりゅう）　*39*
脂漏性皮膚炎（しろうせいひふえん）　*66*
心筋梗塞（しんきんこうそく）　*75, 137, 153*

〈イラスト〉　太田　寿

【参考文献】

市橋正光『紫外線Q＆A　お日さまと仲良くつき合う方法』シーエムシー出版、2002年

内田俊彦『外反母趾は切らずに治せる—自分で治す「足の痛みとゆがみ」』現代書林、2009年

齋藤敬志ら「62種美容成分配合オールインワン美容液の肌摩擦減少によるアンチエイジング効果」(『医学と薬学』70巻1号、2013年)

社団法人全国有料老人ホーム協会・ポプラ社編集部(編)『シルバー川柳２「アーンして」むかしラブラブいま介護』ポプラ社、2013年

高山かおる『巻き爪、陥入爪、外反母趾の特効セルフケア』マキノ出版、2014年

坪田一男『アンチエイジング・バトル　最終決着』朝日新聞出版、2014年

長尾佳樹ら「ミックス粉に繁殖するダニによるアナフィラキシーの３例とアンケート結果について」(『日本小児アレルギー学会誌』28 (2), 2014)

日本抗加齢医学会専門医指導士認定委員会(編集)『アンチエイジング医学の基礎と臨床』第３版、メジカルビュー社、2015年

『Monthly Book Derma』No.209、全日本病院出版会、2013年

〈著者略歴〉

花川　博義（はなかわ　ひろよし）

昭和42年、岡山県生まれ。皮膚科医。
福井医科大学医学部卒業。
金沢大学附属病院皮膚科、富山市民病院皮膚科、
舞鶴共済病院皮膚科、能登総合病院皮膚科をへて、
真生会富山病院皮膚科医長。
皮膚科専門医。

著書『子育てハッピーアドバイス
　　　もっと知りたい 小児科の巻２』（共著）

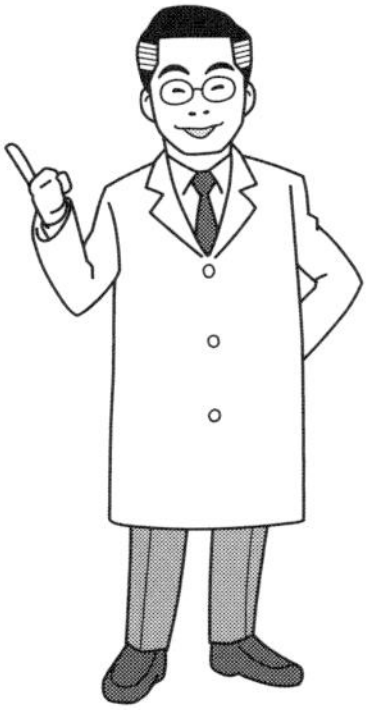

あんしん健康ナビ

皮ふと健康 おトク情報

平成29年(2017)10月20日　第１刷発行

著　者　花川　博義

発行所　株式会社　１万年堂出版
〒101-0052　東京都千代田区神田小川町2-4-20-5F
電話　03-3518-2126
FAX　03-3518-2127
https://www.10000nen.com/

装幀・デザイン　遠藤 和美

印刷所　凸版印刷株式会社

 ISBN978-4-86626-029-7 C0077